Hl. Hildegard – Migräne und Kopfschmerz

Hl. Hildegard

Migräne und Kopfschmerz

ganzheitlich behandeln

von
Peter Pukownik

Pattloch

Die medizinische Wissenschaft befindet sich in ständiger Entwicklung. Die Forschung an Universitäten, Kliniken und in der pharmazeutischen Industrie erbringt Tag für Tag Wissen, das in neue Behandlungsmethoden und Medikamente einfließt. Der vorliegende Ratgeber wurde mit größter Mühe und Sorgfalt geschrieben. Autor und Verlag können aber dennoch keine Haftung für die Gültigkeit des Gesagten und für eventuelle Nachteile oder Schäden, die aus den im Buch gemachten praktischen Hinweisen resultieren, übernehmen. Der Leser ist in jedem Fall verpflichtet, die Beipackzettel der Medikamente genau zu lesen und alle Informationen über Dosierung, Nebenwirkungen und Gegenanzeigen zu berücksichtigen. Im Zweifelsfalle ist der Arzt, Heilpraktiker oder Apotheker um Rat zu fragen, wie auch andere wichtige Entscheidungen zur Behandlung immer mit dem Arzt oder Heilpraktiker abzusprechen sind.

Die Deutsche Bibliothek – CIP-Einheitsaufnahme

Pukownik, Peter:
Migräne und Kopfschmerz ganzheitlich behandeln / von Peter Pukownik. Hl. Hildegard. – Augsburg : Pattloch, 1997
ISBN 3-629-00884-4
NE: Hildegardis <Bingensis>

Es ist nicht gestattet, Abbildungen dieses Buches zu scannen,
in PCs oder auf CDs zu speichern oder in PCs/Computern zu verändern
oder einzeln oder zusammen mit anderen Bildvorlagen zu manipulieren,
es sei denn mit schriftlicher Genehmigung des Verlages.

Pattloch Verlag, Augsburg
© Weltbild Verlag GmbH, 1997
Satz: 10/11 P. leichte Frutiger von Cicero Lasersatz, Dinkelscherben
Zeichnungen: Robert Erker, Augsburg
Titelbild: Der gefesselte Feind, Tafel 17, Rupertsberger Codex
Brepols Publishers, Turnhout, Belgien
Umschlaggestaltung: Peter Engel, Grünwald
Druck und Bindung: Westermann Druck Zwickau GmbH
Printed in Germany

ISBN 3-629-00884-4

Inhalt

Vorwort 11

Einführung 13

Abgrenzung von Kopfschmerzen und Migräne 13

Teil 1
Akute und chronische Kopfschmerzen und Migräne – ihre Ursachen

Akute Kopfschmerzen 15
   Sauerstoffmangel 16
      Die Ohnmacht 16
      Überarbeitung 17
      Alkohol und Nikotin 18
   Äußere Verletzungen oder Blutungen 19
      Die Gehirnerschütterung 19
      Wirbelsäulenverletzung 20
   Innere Verletzungen oder Blutungen im Kopfbereich 21
      Hirnblutung 21
   Vergiftungen 22
   Infekte 23
      Allgemeine Infekte 23
      Hirnhautentzündung 24
   Augen 25
      Nicht passende Brille 25
      Glaukom (Grüner Star) 25
      Erhöhter Augeninnendruck 26
   Unterzucker 26
   Kreislaufstörungen 27
      Hypertonie (Bluthochdruck) 27
      Hypotonie (zu niedriger Blutdruck) 27
   Zu geringe Flüssigkeitszufuhr 28
   Psychische Belastungen 30
   Druckstellen von Brillen und/oder Hörgeräten 31
   Nervenreizungen oder Entzündungen 31
      Die Trigeminus-Neuralgie 31

Inhalt

Tumore 33
Wirbelsäulenverschiebungen 34
Sonnenstich und Hitzschlag 34
Zu rascher Höhenunterschied 35

Chronische Kopfschmerzen 35
   Äußere Kopfverletzung 36
   Innere Kopfverletzung 37
   Narben am Kopf oder im Nackenbereich 37
   Narbenstörungen am und im Körper 39
   Halswirbelsäulensyndrom 39
   Beckenschiefstand/Wirbelsäulenverkrümmung 40
   Nebenhöhlenbelastung 40
   Infektionserkrankungen 42
   Vergiftungen 43
   Der »Cluster-Headache«-Kopfschmerz 45

Migräne 47
   Einführung 47
   Kopfschmerz- oder Migräne-Auslöser 49
   Der »Dreifache-Erwärmer« 51
   Die Nieren 53
   Die Galle/Leber 55
   Die Bauchspeicheldrüse (Pankreas) 57
   Die Galle/Leber und Pankreas 57
   Der Magen/Darm und/oder der Unterleib 58
   Ungenügende Durchblutung der Kopfgefäße 59

Ein Fallbeispiel aus meiner Praxis 60

Kopfschmerzen und Migräne durch Wetterfühligkeit 63

Föhn 65

Fett und Migräne 66

Inhalt

Teil 2

Kopfschmerz- und Migräne-Therapien allgemein und nach Hildegard

Selbstbeobachtung bei Kopfschmerzen und/oder Migräne	69
Organuhr-Tabelle	73
Essen und Trinken bei Kopfschmerzen und Migräne	81
Hildegard-Mittel gegen Kopfschmerzen und Migräne	82
Aderlaß	83
Akelei	86
Aloe	87
Apfelbaum	88
Birnbaum	90
Dinkelspelzkissen	93
Diptampulver	94
Espe (Pappel)	95
Edelkastanien	96
Galgant	99
Gerste	101
Gewürznelken	103
Gundelrebe	103
Hanf (Flachs, Leinsamen)	104
Herzwein	105
Hirschzunge	107
Kornelkirschen	109
Mandeln	109
Meisterwurzwein	110
Muskatnuß	111
Ölige Rebtropfen	112
Rainfarn	113
Ringelblume	114
Salbei	116
Schafgarbe	117
Schröpfen	119
Tannensalbe	120
Veilchen	120
Wasserlinsenelixier	122
Wegerichblätterpackung	122
Weinraute	123

Inhalt

Weinrebentee 124
Weizenpackung 125
Wermut 126
Zitwer 127
Zwergholder 128

Gewürze als Heilmittel bei Kopfschmerzen und Migräne 128

Erste Hilfe 131
    Kopfschmerzpunkt drücken 131
    Entspannung – Meditation – Gebet 132
    Heißes Fußbad zur Ableitung 133
    Herzwein nach Hildegard von Bingen 133
    Rotlichtbestrahlung im Nacken 133
    Ausreichende Flüssigkeitszufuhr 134
    Hirschzungenpulver 134
    Schwarzer Kaffee mit Zitrone 135

Nicht-Hildegardische Therapien gegen Kopfschmerzen und Migräne ... 135
    Augeneinschwellungen 135
    Entsäuerung des Körpers 136
    Gesichtsguß/Gesichtsdusche 137
    Kohlumschläge 138
    Kuhne'sche Reibesitzbad 138
    Leberwickel 139
    Nierensteinverschluß 140
    Ölkur gegen Gallensteine 141
    Reflexzonentherapie am Fuß 142
    Reistag 143
    Schleimhaut-Regie nach Dr. Vogler 144
    Wärmflasche/Warmes Fußbad 144

Inhalt

Teil 3
Andere körperliche Ursachen für Kopfschmerzen und Migräne und ihre Behandlungsmöglichkeiten

Die Wirbelsäule und ihre Segmente 147

Die Organbeeinflussung über die Head'schen Zonen 149

Der Beckenschiefstand 151

Wechselbeziehungen zwischen Zähnen und Organen 153

Ableitung über den Darm 156
    Ingwerausleitungskekse 157
    Flohsamen 159
    Einläufe mit dem Klistierball 159
    Die allgemeinen Abführmittel 160

Atem-Therapie 161
    Die Sauerstoffversorgung des Gehirns 165
    Die Hyperventilation 166

Tugenden und Laster 167

Der Umgang mit Schmerzmitteln 171

Entspannungsübungen 174

Nachwort 178

Anhang
    Quellenverzeichnis 180
    Literatur 180
    Adressen 181
    Register 182

Vorwort

In den sogenannten zivilisierten Ländern leidet ein Drittel der Bevölkerung zeitweise oder auch immer unter Kopfschmerzen oder Migräne. Frauen leiden viermal häufiger unter solchen Erkrankungen als Männer. In den sogenannten unterentwickelten Ländern ist diese Quote weitaus geringer.

Man kann sicher nicht in allen Fällen eine Erkrankung an Kopfschmerzen oder Migräne zum Ausheilen bringen, aber man kann doch in vielen Fällen eine wesentliche Besserung erreichen.

In manchen – relativ seltenen – Fällen gelingt es sogar, daß der Patient *vollkommen* von seinem Leiden befreit wird. Dies gelingt allerdings *nur,* wenn er sich wirklich *selbst* bemüht und die Geduld aufbringt – trotz mancher Rückschläge zwischendurch – den eingeschlagenen Weg weiter zu gehen.

Schon der griechische Philosoph Demokrit schrieb um 400 vor Christus den Menschen ins Stammbuch:

> »Die Menschen erbitten sich ihre Gesundheit von den Göttern.
> Daß sie aber selbst Einfluß auf ihre Gesundheit haben,
> wissen sie nicht!«

Deshalb sollte sich jeder Patient bei Kopfschmerz und / oder Migräne erst einmal umfassend von entsprechenden (möglichst ganzheitlich denkenden) Fachleuten untersuchen lassen. *Er* selbst kann durch genaueste Beobachtungen seines Körpers, seiner Symptome neben dem Kopfschmerz und / oder der Migräne, schon dem Therapeuten sehr wichtige Hinweise geben, *wo* den Hebel bei *seiner* Erkrankung anzusetzen ist. Denn jeder Kopfschmerz ist ganz individuell und ist immer nur ein Symptom und *niemals* die Ursache einer Erkrankung. Deshalb ist diese *Ursachenforschung* für eine richtige Behandlung von größter Wichtigkeit.

Bis zu einem gewissen Grad kann sich jeder Patient mit Kopfschmerzen und / oder Migräne natürlich auch selbst behandeln, aber er sollte dabei genau seine Grenzen beachten und auch einhalten.

Viele meinen auch, daß z. B. Migräne eine Erbkrankheit sei. Ich bin der Ansicht, daß eine gewisse Bereitschaft dazu schon erblich ist, aber das, was jemand aus seiner »Erbschaft« macht, ist allein *seine* Sache.

Durch dieses Buch kann der Patient – wenn er immer ehrlich zu sich ist – sich selbst, seine Erkrankung und sein eigenes Fehlverhalten besser kennenlernen und auch besser einschätzen. Der Betroffene erspart sich selbst dadurch viele Schmerzen, aber er kann auch seine eigenen Grenzen der Selbstbehandlung besser einschätzen und rechtzeitig einen Therapeuten einschalten. Diesen bringt er durch sein Wissen um die eigenen Schwachpunkte schneller auf die richtige Spur.

Vorwort

Man darf allerdings als Patient *niemals* – trotz Rückschläge und negativer Reaktionen des Körpers – den Mut sinken lassen. Man darf sich selbst niemals aufgeben, sonst verfällt man in Lethargie. In einer solchen Situation nimmt man oftmals unkontrolliert große Mengen Schmerz- und Beruhigungsmittel ein und ist dadurch der Erkrankung und seinen Auswirkungen *und* den Nebenwirkungen der Medikamente hilflos ausgeliefert.

Man sollte sich verhalten wie der positiv, optimistisch eingestellte Frosch in der Fabel:

Zwei Frösche fielen in zwei nebeneinanderstehende große Fässer mit sehr fetter Milch. Die Situation schien aussichtslos, da der Rand der Fässer so hoch war, daß sie keine Möglichkeit sahen diesen zu überwinden.

Der erste Frosch sah die schier aussichtslose Situation, gab sich resigniert selbst auf und ertrank in der Milch.

Der zweite Frosch aber strampelte verzweifelt um sein Leben. Nach einiger Zeit merkte er, daß das Fett in der Milch langsam zu Butter wurde. Erfreut strampelte er weiter und als die Butter fest genug war und einen schwimmenden Berg in der Milch bildete, stieg er auf diesen Berg und sprang von diesem über den Faßrand in die Freiheit.

Die heilige Hildegard drückt dies etwas anders aus. Sie sagt:

»Geduld ist die Säule, die durch nichts erweicht wird.«

Hier ist auch der Platz, um Dank zu sagen: Allen meinen Patienten, die mir ihre Erfahrungen mitgeteilt haben und durch die ich dieses Buch überhaupt erst schreiben konnte; meiner lieben Frau Helga für die Geduld, die sie immer aufbringt, wenn wir in Urlaub fahren und ich dort mit dem PC an den Manuskripten der Bücher arbeite; auch dem Pattloch Verlag und besonders Frau Freudenberger für die Geduld auf dieses Manuskript zu warten.

Dank sagen möchte ich aber auch Familie Höllwarth vom Sonnhof in St. Johann im Pongau/Österreich. Durch die wunderschöne Lage dieses Hauses in der Landschaft und durch die gepflegte und ruhige Atmosphäre, die sie darin geschaffen haben, kann ich in meinem »Arbeitsurlaub« dort *die* Sammlung finden, die ich für diese Arbeit brauche und die ich zu Hause, durch den Praxisalltag, nicht immer in diesem Maße finden kann.

Ihnen, liebe Leserin, lieber Leser dieses Buches, wünsche ich viel Erfolg bei der Behandlung *Ihrer* Kopfschmerzen oder *Ihrer* Migräne und möchte Sie ermuntern, immer ein optimistischer Frosch zu sein!

Einführung

Jede Therapie muß als Ordnungstherapie immer einen *biologischen* Bezug zum Ganzen haben, sonst tritt man auf der Stelle. Dies trifft in ganz besonderem Maße auf die Therapie bei Kopfschmerzen und Migräne zu.

Der Patient oder die Patientin sollte nicht in dem Glauben in die Praxis gehen, daß er dort Hilfe bekomme, die seinen Kopfschmerz oder seine Migräne *wegzaubert,* sondern damit er dort lernt, wie er mit sich und seiner Erkrankung umgehen muß, so daß er sich selbst helfen kann.

Er muß lernen, die Tugenden der heiligen Hildegard von Bingen so gut wie möglich in sein Leben zu integrieren; er erhält dadurch soviel (Grün-)Kraft, um seine Laster zu überwinden (Siehe das Kapitel: Tugenden und Laster).

Schon der chinesische Weise Laotse sagte einst:

»Wenn Dein Nachbar hungert, schenke ihm keinen Fisch, sondern lehre ihn das Angeln!«

Der Schmerzpatient muß sich *selbst* helfen können und nicht immer nach Hilfe schreien. Er muß – wenn die Schmerzen wieder kommen – sich selbst ganz ehrlich fragen:

»*Was* habe ich wieder verkehrt gemacht? *Wie* kann ich meine Energien wieder *so* ordnen, daß ich die Schmerzen verliere?«

Das ist es, was Laotse meint und was auch die heilige Hildegard in ihren 35 Tugenden und Lastern ausdrückt.

Abgrenzung von Kopfschmerzen und Migräne

Der deutschsprachige Raum ist neben den USA das Gebiet, in dem pro Kopf der Bevölkerung die meisten Kopfschmerzmittel eingenommen werden. Da aber Kopfschmerzen und Migränen nur ein Symptom einer Erkrankung sind und die verschiedensten Ursachen haben und es nicht damit getan ist, mit einer Tablette den Schmerz – der ja nur ein Hilfeschrei des Körpers in allerhöchster Not ist – einfach auszuschalten, sollte man seine Ursachen näher erforschen. Erst danach – also nach der Diagnose – sollte man versuchen, das Übel systematisch an der Wurzel zu packen.

Deshalb erfolgt hier eine Beschreibung des Unterschieds zwischen Kopfschmerzen und Migräne:

Einführung

Kopfschmerz ist ein schmerzhafter Zustand im Kopf, der den Menschen in seiner augenblicklichen Befindlichkeit mehr oder weniger stört. Wenn der Kopfschmerz selten kommt, meist nur kurzfristig, aber dafür um so heftiger vorhanden, spricht man von einem *akuten* Kopfschmerz.

Ist er ständig oder fast ständig, immer wiederkehrend – dann aber meist nicht so heftig wie bei dem akuten Kopfschmerz – vorhanden, spricht man von einem *chronischen* Kopfschmerz.

Kommt der Kopfschmerz anfallsweise (»Springt mich an, wie ein Raubtier seine Beute«, so die Aussage einer Patientin), dauert er Stunden oder Tage und hat man zwischendurch völlig schmerzfreie Perioden, und ist er verbunden mit Übelkeit, Erbrechen, Durchfall usw., spricht man von einer *Migräne*.

Man sieht jetzt schon, wie schwierig es sein kann, zwischen den einzelnen Zuständen eine genaue Unterscheidung zu treffen.

Man muß erst einmal versuchen zu unterscheiden – auch wenn die Grenzen wie schon gesagt sehr fließend sind – zwischen

- Akutem Kopfschmerz,
- Chronischem Kopfschmerz und
- Migräne.

Da es auch sämtliche Übergangsformen von einer zur anderen Stufe gibt, muß man nach den hauptsächlichen Nebensymptomen, die den Kopfschmerz als Hauptsymptom einer Erkrankung begleiten, versuchen jeden Zustand einzuordnen.

Man muß allerdings dabei auch immer bedenken, daß jeder akute Kopfschmerz – wenn er nicht an den Ursachen behandelt wird – nach einiger Zeit in einen chronischen Kopfschmerz übergehen und sich später eventuell sogar bis zu einer Migräne ausweiten kann.

Teil 1

Akute und chronische Kopfschmerzen und Migräne – ihre Ursachen

Akute Kopfschmerzen

Akute Kopfschmerzen können entstehen durch/von:

- Sauerstoffmangel
- Äußere Verletzungen oder Blutungen
- Innere Verletzungen oder Blutungen
- Vergiftungen
- Infekte
- Augen
- Unterzucker
- Kreislaufstörungen
- Zu geringe Flüssigkeitszufuhr
- Psychische Belastungen
- Druckstellen von Brillen und/oder Hörgeräten
- Nervenreizungen oder Entzündung von Nerven
- Tumore
- Wirbelsäulenverschiebungen
- Sonnenstich und Hitzschlag
- Zu rascher Höhenunterschied

Akute Kopfschmerzen sind Schmerzen im Bereich des Kopfes, die spontan auftreten, einmal oder auch immer wieder kommen, aber noch nicht so oft auftreten, daß man eine gewisse Regelmäßigkeit verzeichnen kann. Die Grenze zu den chronischen Kopfschmerzen ist sehr vage und da akute Kopfschmerzen auch sehr oft mit verschiedenen »Nebenerscheinungen« auftreten, ist die Grenze zur Migräne ebenso unklar.

Sauerstoffmangel

Die Ohnmacht

Die Ohnmacht ist eine der typischen Erkrankungen mit Kopfschmerzen, bei denen der Sauerstoffmangel im Gehirn entscheidend ist.

Eine Ohnmacht kann auftreten, wenn man sich in Räumen mit vielen Menschen und schlechter Luft aufhält, der Sauerstoff knapp wird und der Körper plötzlich diese Alarmsignale gibt: Man bekommt einen dumpfen Kopfschmerz, der den ganzen Kopf erfaßt, also ein typischen Signal, daß das Hirn zu wenig Sauerstoff erhält. Man hat das Bedürfnis, sofort an die frische Luft zu gehen. Tut man dies und atmet man einige Male sehr tief durch, hört dieser Sauerstoffmangel-Kopfschmerz meist sehr rasch auf.

Mit einer Ohnmacht kann der Körper aber auch reagieren, wenn einem durch eine überwältigend gute oder schlechte Nachricht plötzlich »der Atem stockt« und / oder »einem die Luft wegbleibt«. Auch hier kommt es zu diesen typischen Ohnmachten, die sich kurz vor dem Umfallen meist durch einen heftigen, dumpfen Kopfschmerz ankündigen können.

Wenn der- oder diejenige dann – wegen Sauerstoffmangels im Gehirn – umfällt, so ist dies eigentlich nur eine *biologische* Reaktion des Körpers:

Durch dieses Umfallen wird der oder die Betroffene automatisch so gelagert, daß sich der Kopf zumindest in Höhe des Körpers befindet und so die Blutversorgung und die Sauerstoffzufuhr eher gewährleistet sind, als in senkrecht-stehender oder sitzender Stellung. Somit wird die Unterversorgung aufgehoben und die Ohnmacht hat ihren Zweck erfüllt. Der Ohnmächtige erwacht wieder.

Kritisch wird dies nur, wenn der Ohnmächtige sich beim Fallen verletzt. Deshalb sollte man versuchen, jemanden, der ohnmächtig wird, aufzufangen und kopftief zu lagern. Hier sollte man den oder die Ohnmächtige natürlich in die stabile Seitenlage bringen, damit er oder sie nicht ihren eigenen Speichel aspiriert, also einatmet und am eigenen Speichel erstickt.

In solchen Fällen wird manchmal der Satz von Goethe zitiert – wie dies früher öfters der Fall war und wie es heute auch immer häufiger wieder praktiziert wird –: »Frau Nachbarin, Ihr Fläschchen!«. Zu Goethes Zeiten hatte man ein sehr stark riechendes Parfüm bei sich, daß man den Ohnmächtigen –

meist sehr eng eingeschnürten Damen – direkt unter die Nase hielt oder auf ein Taschentuch träufelte und dieses zu riechen gab. Heute befindet sich in diesem Fläschchen meist ein japanisches oder chinesisches Heilpflanzenöl, ein St. Johannser Wildkräuteröl oder ähnliche Öle. Die starken ätherischen Öle führen zu einer tieferen Atmung und erhöhen so die Sauerstoffzufuhr. Das Gehirn wird wieder ordentlich versorgt, der Ohnmächtige kommt wieder langsam zu sich.

Überarbeitung

Bin ich überarbeitet, komme ich zu wenig an die frische Luft, habe ich zu lange am Computer gearbeitet?

Diese Fragen sollten mit zu den Fragen gehören, die man sich selbst stellen sollte, wenn man über akute Kopfschmerzen klagt. Hier liegt eben dann *nur* eine zu große Spannung der Kopfgefäße vor – massiv verstärkt durch eine Unterversorgung mit Sauerstoff.

Die Therapie ist recht einfach: Ausspannen und Spazierengehen an der frischen Luft.

Diese Therapie klingt vernünftig, ist aber in der Praxis oftmals schwer durchzusetzen, da sich viele Patienten dazu nicht die Zeit *nehmen*. Sie selbst sagen »Ich habe keine Zeit!«, aber wenn man bedenkt, wieviele teilweise unnütze Sachen man oftmals macht, dann kann man schon irgendwo etwas Zeit abknapsen.

In vielen solcher Fälle sage ich meinen Patienten oftmals spaßeshalber in der Praxis: »Ich verordne Ihnen einen Hund! Dann müssen Sie, ob Sie wollen oder nicht, *jeden* Tag – egal wie das Wetter ist – an die frische Luft gehen und das ist schon die ganze Medizin, die ich Ihnen heute verordne.«

Nicht umsonst sagen *alle* erfahrenen Naturheilkundler übereinstimmend: »Der kürzeste Weg zur Gesundheit ist der Fußweg!« Patienten, die dies befolgen und somit regelmäßig an die frische Luft kommen, haben nach einiger Zeit nur noch sehr selten irgendwelche Beschwerden. Der ganze Körper – und damit auch das Gehirn – wird in einem entspannten Zustand in Bewegung gehalten und in diesem optimalen Kreislaufzustand mit frischem Sauerstoff versorgt. Die Zellen werden besser durchsaftet und auf diese Weise besser *versorgt* und auch besser *entsorgt*. Wenn diese Betroffenen später wieder stundenlang am Computer sitzen, sind sie durch diese Entspannung und gute Sauerstoffversorgung sehr viel konzentrierter und können in kürzerer Zeit oftmals viel mehr arbeiten als vorher.

Ich sage meinen Patienten, daß diese regelmäßige entspannte Bewegung an der frischen Luft viel mehr Erfolg hat, als irgendeine Sauerstofftherapie in einer Praxis; außerdem ist sie viel billiger und man ist niemals von einem Therapeuten und seinen Apparaten in der Praxis abhängig.

Als ich kurz nach der Öffnung der Mauer der damaligen DDR im Frühjahr 1990 in Dresden war, wurde mir sofort klar, warum ausgerechnet hier in dieser Stadt Manfred von Ardenne seine Sauerstoff-Mehrschritt-Therapie entwickelt hat. Durch die Abgase Tausender von Trabbis und entsprechend drückender Wetterlage, bekam man damals in diesem Kessel von Dresden kaum mehr richtig Luft.

Dasselbe Phänomen trifft man auch in Japans Hauptstadt Tokio an: Hier sind in der dichtbesiedelten und vom Autoverkehr überfüllten Innenstadt an markanten Stellen Sauerstoffautomaten, an denen man bei Sauerstoffmangel und den entsprechenden Kopfschmerzen ein Geldstück einwerfen kann. Dafür erhält man eine Maske aus dem Automaten und man kann einige befreiende Atemzüge mit reiner und sauerstoffreicher Luft machen.

Alkohol und Nikotin

Haben Sie am Tag zuvor etwas zu viel Alkohol getrunken und/oder eventuell auch noch geraucht – aktiv oder auch nur passiv?

Viele übersehen die negative Wirkung eines gemütlichen Abends in einem Lokal. Dabei kann das »Zuviel« für den einen Teilnehmer an einer solchen Runde für andere Zecher oft nur eine kleine Kostprobe sein. Dem Ersten bereitet es Beschwerden, dem Zweiten nicht.

Der berühmte Arzt Franz Xaver Mayr drückte dies einmal so aus:

»Was der Schmied verträgt, das zerreißt den Schneider!«.

Bei der heiligen Hildegard wird diese Differenzierung mit dem Wort »Subtilität« ausgedrückt. Also kann auch wenig Alkohol und viel Sauerstoffmangel durch zu viel (aktives oder auch passives) Rauchen zu einem »Kater-Kopfschmerz« führen.

Deshalb sollte man auch hier die »Discretio« der heiligen Hildegard von Bingen versuchen einzuhalten. Die Kopfschmerzen durch Alkohol- oder Nikotingenuß sind *vermeidbare* Kopfschmerzen.

Wenn sie vorhanden sind, dann sollte man

- natürlich an die frische Luft gehen und
- den durch solche Exzesse total übersäuerten Körper entsprechend entsäuern. Diese Entsäuerung kann man am besten durch basisches Essen und basische Getränke erreichen, also gekochten Dinkel und grünes Gemüse – z. B. die Fastensuppe, die in den Fastenkursen angeboten wird, und natürlich auch Fencheltee in Mengen. (Siehe *Hl. Hildegard – Heilfasten*).

Oft muß man in solchen Fällen in dem total übersäuerten Magen erst mit Alka-Seltzer, Natron oder mit einfacher Heilerde die überschüssige Säure binden. Danach wirken die basischen Essen noch viel besser.

Eine Patientin erzählte mir, daß sie bei Übersäuerung des Magens einen Teelöffel voll Dinkelflocken ißt, gut durchkaut und dann schluckt. Sie empfindet die basischen Dinkelflocken als eine sehr viel angenehmere Medizin als Natron oder Heilerde. Außerdem wirken die Dinkelflocken bei ihr auch viel schneller als andere Mittel.

Patienten, denen ich diese Methode zur Nachahmung empfohlen habe, konnten die gute Wirkung nur bestätigen.

Gut und nachhaltig sorgen in solchen Fällen auch alle galletreibenden Mittel dafür, daß die Leber die Entgiftung des Körpers schneller bewerkstelligt, jedoch nur in Verbindung mit ausreichend Flüssigkeit.

Äußere Verletzungen oder Blutungen

Die Gehirnerschütterung

Haben Sie sich in der letzten Zeit am Kopf gestoßen oder sind Sie auf den Kopf gestürzt?

Hier besteht der Verdacht eines Schädel-Hirn-Traumas, also einer Kopfverletzung, eventuell in Verbindung mit einer Gehirnerschütterung und einem Bruch oder Anbruch des Schädels.

Der Schädelbruch ist meist durch entsprechend offene und blutende Wunden auch äußerlich sichtbar. Oft ist er aber nur durch eine Röntgenaufnahme zu diagnostizieren.

Bei einem *Schädelbasisbruch* haben die Patienten dann meist nur eine kleine Blutung aus Mund, Nase und Ohr, manchmal aus allen diesen Schädelöffnungen, in anderen Fällen nur aus einer dieser Stellen. Typisch für den Schädelbasisbruch ist, daß die Blutungen meist nur auf einer Seite des Schädels auftreten, nur in den seltensten Fällen auf beiden Seiten. Auch das sogenannte »Brillenhämatom«, also ein (oder auch in seltenen Fällen zwei) »Blaue Augen« ist kennzeichnend für einen Schädelbasisbruch. Die feinen Blutungen beim Schädelbasisbruch, die durch die Zerreißung der gut durchbluteten Knochenhaut des Knochens, auf dem das Gehirn aufliegt, entstehen, laufen in die Augenhöhlen hinein und bilden dort oft schon Minuten nach dem Sturz gut sichtbare Blutergüsse.

Erste Hilfe: vorsichtiges Legen dieses Verletzten *auf* die blutende Seite, indem man etwas sterilen Mull oder dergleichen auf die Austrittsstellen der Blutung legt und den Verletzten unter Fixierung des verletzten Kopfes ganz vorsichtig auf die blutende Seite legt. Es dürfen durch das Verändern der Lage keinerlei Verschiebungen der verletzten Knochen auftreten.

Bei einer Gehirnerschütterung spürt der Verletzte meist Übelkeit, die bis zum Erbrechen führen kann. Auch kann sich der Betroffene nur in den seltensten Fällen an den Sturz und die näheren Umstände des Sturzes erinnern. Diese Gedächtnislücke ist *immer* ein sicheres Zeichen für eine Gehirnerschütterung. Diese führt dann – wenn der Verletzte nicht lange genug, also je nach Schwere des Falles mindestens 8 bis 14 Tage ruhig liegt – später auch zu chronischen Kopfschmerzen.

Wenn diese Gedächtnislücke unmittelbar nach einem Sturz vorhanden ist, muß man sich unbedingt auch sofort die Pupillen des Gestürzten anschauen, weil manchmal eine unterschiedliche Größe zwischen beiden Pupillen zu beobachten ist. Sollte dieser Größenunterschied vorhanden sein, besteht die akute Gefahr einer Gehirnblutung. Diese kann durch den nachfolgenden Hirndruck lebensgefährlich werden kann, wenn nicht sofort neuro-chirurgisch eingegriffen wird. Aber auch wenn die unterschiedlich großen Pupillen nicht vorhanden sind, sollte man eine Hirnblutung des Betroffenen mit in Erwägung ziehen.

Wenn der Verletzte oder der am Unfall Beteiligte plötzlich über Kopfschmerzen klagt, sollte das den Helfer immer hellhörig werden lassen. Der Patient muß *sofort* in stationäre Behandlung in ein Krankenhaus! Siehe auch Kapitel »Hirnblutung«

Wirbelsäulenverletzung

Haben Sie sich bei einem Sturz oder einer unachtsamen, schnellen und extremen Bewegung an der Wirbelsäule verletzt oder diese leicht verdreht? Diese Verletzungen können durch ein sogenanntes »Schleudertrauma« bei einem Autounfall passieren, aber auch schon bei einem einfachen Stolpern.

Hier sollte mit geeigneten diagnostischen Verfahren, z. B. einer Röntgenuntersuchung oder einer Computer-Tomographie, dies erst einmal abgeklärt und eventuell – wenn nötig und von der Diagnostik her auch möglich – mit leichten, chiropraktischen Maßnahmen helfend eingegriffen werden.

Nicht möglich ist eine solche chiropraktische Maßnahme, wenn durch die erwähnten Diagnoseverfahren festgestellt wurde, daß ein echter Bandscheibenvorfall vorliegt oder ein Wirbelkörper gebrochen oder angebrochen ist. Hier darf auf keinen Fall mit einer solchen chiropraktischen Maßnahme eingegriffen werden!

Der Patient muß dann entweder chirurgisch versorgt oder – im nicht ganz so schlimmen Fall – durch strenges, fixiertes Liegen und gezielte physikalische Therapie behandelt werden.

Innere Verletzungen oder Blutungen im Kopfbereich

Hirnblutung

Haben Sie sich in der letzten Zeit am Kopf gestoßen oder sind Sie auf den Kopf gestürzt? Haben Sie akute Kopfschmerzen, die den ganzen Kopf erfassen und Sie »am Denken hindern«?
Hier besteht der Verdacht eines inneren Schädel-Hirn-Traumas, also einer Gehirnerschütterung.
Bei einer Gehirnerschütterung besteht meist neben den Kopfschmerzen im ganzen Schädelbereich noch sehr starke Übelkeit. Diese Übelkeit kann immer wieder bis zum würgenden Erbrechen führen. Der Patient hat große Gedächtnislücken über den Unfallvorgang, er kann sich nicht an den Sturz erinnern und kann über die näheren Umstände des Sturzes keinerlei Aussagen machen. Dieses sind die sichersten Zeichen für eine Gehirnerschütterung.
Das weiche Gehirn wurde bei diesem Aufprall also in seiner knöchernen Schutzschale der Schwer- und Fliehkraft folgend in eine Richtung gedrängt, vorübergehend aus der normalen Lage gebracht und dadurch »erschüttert«. Oftmals zerreißen dabei natürlich auch noch kleine Gefäße und Nerven in der Peripherie, was dann zu Hirnblutungen und auch zu neuralgischen Nervenschmerzen führen kann.
Diese Gehirnerschütterung kann dann – unbehandelt – beim Verletzten später zu chronischen Kopfschmerzen führen. Der Patient sollte also danach lange genug – je nach Schwere des Falles 1 bis 3 Wochen – liegen und entsprechend, möglichst in einem Krankenhaus, fachgerecht behandelt werden.
Wenn neben diesen Gedächtnislücken auch noch unterschiedlich große Pupillen zu beobachten sind, dann ist mit ziemlicher Sicherheit eine akute Gehirnblutung vorhanden, die durch den nachfolgenden Hirndruck lebensgefährlich werden kann. Hier muß auf dem schnellsten Wege neuro-chirurgisch eingegriffen werden, damit es nicht später zu nicht mehr reparablen Schäden kommt. Ein chronischer Kopfschmerz ist in diesem Falle dann nur das Geringste, was dem Patienten als bleibende Beschwerde bleiben kann.
Die Hildegard-Heilkunde empfiehlt hier als unterstützende Therapie Schafgarbe als Tee und als Pulver zum Einnehmen zur schnelleren Ausheilung der Gehirnerschütterung und zum komplikationsloseren Abbau der Hirnblutung. (Siehe: Hildegard-Mittel »Schafgarbe«)

Vergiftungen

Vergiftungen (Intoxikationen) sind Erkrankungen durch von außen zugeführte Stoffe, die im Organismus Leistungs- und Ernährungsstörungen hervorrufen, die bis zum Tode führen können. Der Giftstoff kann über sämtliche Körperöffnungen in den Körper eingedrungen sein, aber auch über die Haut aufgenommen worden sein. Man kann zwischen einer akuten und einer chronischen Vergiftung unterscheiden.

Der Körper reagiert auf solche Stoffe, die er nicht aufnehmen möchte, mit massiven Abwehrreaktionen – solange diese Reaktionen durch diese Vergiftung nicht abgeblockt wurde. Meist wird dem Patienten übel, er hat starken Brechreiz und am Anfang der Vergiftung ganz massive Kopfschmerzen, die meist im Schläfenbereich sind und die meist ganz plötzlich auftreten – oft vor allen anderen Beschwerden – und scharf stechend sind. »Als ob mir jemand rechts und links je einen großen Nagel durch die Schläfen in den Kopf schlagen würde!« erzählte mir einmal ein Patient und besser kann man es eigentlich gar nicht beschreiben.

Hier ist natürlich *sofortige* Hilfe gefragt. Der sofortige Notruf zum nächsten Krankenhaus und zur nächsten Giftzentrale sollte hier eine der ersten *Maßnahmen* sein! Diese Maßnahmen sind in Fällen von Vergiftung die allerbeste Hilfe, die man dem Betroffenen angedeihen lassen kann. Die Telefonnummern der Giftzentralen, die 24 Stunden rund um die Uhr besetzt sind, sollten in jedem privaten Telefonregister sofort greifbar sein.

Vorher sollte man – wenn irgend möglich – Giftreste mit Namen und alles, was zu der Vergiftung führte (z. B. restliche Tabletten in der Medikamentenpackung), sicherstellen. Auch wenn der Vergiftete schon etwas erbrochen hat, sollte man dies mit ins Krankenhaus geben.

Auch hierzu aus der Praxis: Bei Verätzungen durch das Schlucken und eventuell auch durch das Erbrechen ätzender Stoffe, bei der die Schleimhäute im Magen, der Speiseröhre und im Mund- und Rachenraum verätzt sind, hilft oftmals besser als jede andere Arznei eine Abkochung von Dinkelkörnern. Diese Maßnahme sollte natürlich nach der Ersten Hilfe im Krankenhaus (z. B. durch Magenauspumpen usw.) geschehen. Mit der Dinkelabkochung wird der Mund ausgiebig gespült und danach die lauwarme Brühe langsam geschluckt. Hierdurch werden oftmals in der Nachbehandlung viele Medikamente gespart.

Auch können wir bei der heiligen Hildegard unter »Ringelblumen« lesen, daß wir bei Vergiftungen schon bei den ersten Beschwerden Ringelblumen kochen und diese als feucht-heißen Umschlag auf den Magen legen sollten. Diese Maßnahme können wir natürlich sofort ergreifen, sollten aber trotzdem nicht vergessen, daß wir ausschließlich mit dieser Methode die akute Vergiftung nicht abwenden können. Hier besteht ein akuter Notfall, der lebensgefährlich sein könnte, und hier sollte man auf die Schulmedizin und ihre gut ausgebaute Notfallmedizin zurückgreifen, alles andere könnte tödlich für den Vergifteten enden.

Infekte

Allgemeine Infekte

Sind Sie z. Z. fieberhaft erkrankt? Liegt Ihre Körpertemperatur über 38 bis 39 Grad Celsius?

Wie macht sich diese Infektion bemerkbar und welche Teile des Körpers oder weiche Organe sind in Mitleidenschaft gezogen? Da sehr viele fieberhafte Erkrankungen auch mit Kopfschmerzen zusammentreffen, sollte man sich selbst sehr genau beobachten.

Durch die Temperaturerhöhung bei allen Infektionskrankheiten und auch bei allen anderen Infekten im Körper, kommt es zu einer Steigerung des Stoffwechsels und dadurch auch – neben Übelkeit, Erbrechen, Hitzegefühl, erhöhtem Blutdruck und erhöhtem Puls – in den meisten Fällen zu massiven Kopfschmerzen im ganzen Kopf. »Ich kann gar nicht sagen, wo genau der Kopf weh tut. Er schmerzt überall!«, sagen oftmals diese Patienten in solchen Fällen.

Hier sollte man natürlich möglichst bald Hilfe holen und bei lebensgefährlichen Infektionskrankheiten auch darauf achten, ob es sich nicht um eine meldepflichtige Krankheit handelt. Diese Meldepflicht ist aber Aufgabe des Arztes oder Heilpraktikers, den Sie zu Hilfe rufen. Heilpraktiker müssen in Deutschland meldepflichtige Erkrankungen sowieso an die Schulmedizin abgeben, bzw. der Gesundheitsbehörde melden.

Man muß beim Infektionskrankheiten mit Fieber allerdings genau unterscheiden, weil ein Fieber ja nicht unbedingt schlecht für den Körper sein muß. Fieber ist ein Helfer um eine Krankheit zu überwinden, ein »biologisch zweckmäßiger Vorgang zur Reinigung des Körpers«, wie man in älteren medizinischen Werken lesen kann. Nur ab einem gewissen Punkt und wenn die anderen Symptome zusammen mit einem Fieber auf eine schwerere Erkrankung schließen lassen, müssen stärkere Maßnahmen dagegen ergriffen werden.

Von Seiten der Hildegard-Heilkunde gibt es hier verschiedene Therapien, mit denen wir dieses »normale« Fieber mit seinen akuten Kopfschmerzen positiv beeinflussen, das heißt, es für den Patienten erträglicher machen können.

An erster Stelle muß man hier den »Meisterwurzwein« (Siehe: Hildegard-Therapien) erwähnen. Aber auch die Akelei, die Schafgarbe, die Aloe und den Buchsbaum sollte man hier mit aufführen (ausführlich beschrieben im *Almanach der Jahreszeiten*).

Aber auch der ganz einfache Wadenwickel nach Pfarrer Kneipp, eventuell auch mit kaltem Quark gemacht, sollte hier erwähnt werden. Sowohl die Hildegard-Mittel, als auch die Quarkwickel machen das Fieber erträglicher und vermindern den durch jede akute Infektion auftretenden Kopfschmerz.

Hirnhautentzündung

Bei der Hirnhautentzündung, der Meningitis, hat der meist kindliche Patient grippeähnliche Symptome. Er hat hohes Fieber, einen sehr heftigen Kopfschmerz, Übelkeit, Erbrechen, Lichtempfindlichkeit und beginnende Nackensteife mit Schmerzen bei der Bewegung von Kopf und Rumpf. Dies ist also ein Kopfschmerz ganz anderer Art, der schon beinahe migräneartig ist und mit »Genickstarre«, dem typischen Symptom der Hirnhautentzündung, einhergeht.

Hier besteht besonders bei einer bakteriellen Infektion, die man aber nicht auf Anhieb erkennen kann, die Gefahr einer Hirnhautentzündung, die *sofortige* ärztliche Hilfe erforderlich macht.

Von der Naturheilkunde und der Hildegard-Heilkunde sollten wir uns hier erst gar nicht auf irgendwelche Experimente einlassen, sondern beim Verdacht auf diese Erkrankung sofort den betroffenen Patienten ärztlich notversorgen und in ein Krankenhaus bringen lassen.

Eine Abart dieser Erkrankung wird heute oft durch Zeckenbisse übertragen: das gefürchtete FSME-Virus, das die Frühsommer-Meningo-Enzephalitis verursacht. Die kleinen Tierchen verseuchen oft ganze Regionen; die meist feuchtwarmen Gegenden, wo dies der Fall ist, sind aber bekannt. Ein Großteil der Betroffenen erkrankt aber nicht an den Zeckenbissen, sondern bildet Antikörper gegen die Viren.

Früher meinte man, daß die Zecken auf den Blättern der Bäume sitzen würden und sich fallen ließen, wenn sie durch den Geruch ein Säugetier (also auch einen Menschen) unter sich orteten. Nach den neuesten Erkenntnissen sind die Zecken aber auf dem Boden von Wald oder vom Waldrand beheimatet und warten dort an den Grashalmen auf ihre Opfer. Wenn ein Tier (oder ein Mensch) sie beim Laufen durch das Gras vom Grashalm abstreift, halten sie sich dort sofort fest und krabbeln dann am Körper in die weicheren Regionen, um sich dort festzubeißen und zu saugen. Natürlich gehen sie auch an die Körper, wenn sich ein Tier (oder ein Mensch) in das Gras legt.

Deshalb sollte man also vorbeugend in gefährdeten Gebieten niemals im oder am Wald barfuß gehen – auch nicht barfuß in den Schuhen – und sich dort auch niemals in das Gras legen.

Diese Erkrankung verläuft aber ganz anders als die »normale« Meningitis: Einige Tage nach der Infektion bildet sich an der Bißstelle eine kreisrunde Rötung, die nicht schmerzt und auch nicht juckt und nach drei bis vier Tagen auch wieder verschwindet. Erst Wochen danach kommen arthritisähnliche Gelenkschmerzen, die auch die Nerven befallen und – wenn dies im Nacken-Kopf-Bereich der Fall sein sollte – dort Neuralgien und Kopfschmerzen hervorrufen können. Diese Kopfschmerzen sind oftmals ganz akut, treten spontan auf und gehen unerwartet wieder weg.

Die Therapie zu Beginn der Erkrankung: Antibiotika durch die Schulmedizin. Später: Entgiftung durch Homöopathie und andere Mittel der Naturheilkunde. Die Frühsommer-Meningo-Enzephalitis ist aber sehr schwierig zu behandeln, deshalb ist die Vermeidung des Zeckenbisses durch hautschützende Kleidung in den bekannten Seuchengebieten der allerbeste Schutz dagegen.

Augen

Nicht passende Brille

Sehr oft kommt es bei Patienten auch zu Kopfschmerzen, wenn die Brille bzw. die Stärke der Gläser nicht mehr den tatsächlichen Bedürfnissen entspricht. Hier ist zuerst der Augenarzt gefragt!

Oft ist es aber bei den Betroffenen gerade der Fall, daß die Stärke der Gläser manchmal paßt und ein andermal wieder nicht.

Dies ist dann ein Zeichen für eine Durchblutungs- und Kreislaufstörung, die teilweise auch von muskulären Verspannungen im Nacken-Schulter-Bereich herrühren kann. Verspannungen können von der Psyche stark beeinflußt werden. Wenn ein Patient in einem psychischen »Tief« ist, sieht er schlechter, weil er sich total verkrampft; wenn er sich aber in einem psychischen »Hoch« befindet, sieht er durch die lockere Entkrampfung und die dadurch auch sehr viel bessere Durchblutung im Augenbereich einfach besser. Die Brille paßt und der Betroffene klagt nicht mehr über Kopfschmerzen.

Glaukom (Grüner Star)

Bei akuten Kopfschmerzen durch ein Glaukom, einem Grünen Star, treten oftmals spontan starke Schmerzen in und um das Auge auf, in dem der Augeninnendruck durch die Erkrankung erhöht ist. Auch kann es dabei zu Übelkeit, die bis zum Erbrechen führen kann, kommen. Auf dem erkrankten Auge sieht der Patient meistens schlechter oder alles nur noch verschwommen.

Auch bei diesen Symptomen sollte so schnell wir möglich ein Facharzt für Augenkrankheiten konsultiert werden!

Erhöhter Augeninnendruck

Der Augeninnendruck kann auch oftmals ohne eine erkennbare Augenerkrankung kommen und Kopfschmerzen verursachen. Diese Erfahrung habe ich in der Praxis schon einige Male gemacht. Der Augeninnendruck sank immer dann auf normale Werte ab, wenn die Wirbelsäule im Cervical-Bereich – also im Bereich des Nackens und der Schulter – durch eine gezielte Chiropraktik wieder in die richtige Lage gebracht worden war.

Hier waren neben der gezielten Chiropraktik auch die Weizenpackungen nach der heiligen Hildegard von Bingen (Siehe: Hildegard-Therapien – Weizenpackung) eine große Hilfe. Immer wenn ein solcher Patient die Kopf- und die Augenschmerzen verspürte, wurde ihm vorgeschlagen, möglichst bald eine solche Packung zu machen. Durch die intensive Entkrampfung der Muskulatur durch diese Weizenpackung kam es oftmals zu einem sofortigen Nachlassen aller Schmerzen – auch des Kopfschmerzes – und auch zu einer Senkung des Augeninnendrucks.

Unterzucker

Der Unterzucker, die sogenannte Hypo-Glykämie, kann sich auch durch akute Kopfschmerzen bemerkbar machen. Dies kommt öfters bei Patientinnen mit eine Überfunktion der Schilddrüse vor, weil der Körper in diesem Fall zu schnell verstoffwechselt, also die Kohlehydrate im Körper zu schnell verbrennt. Dadurch kann es – besonders am Vormittag in der Zeit von 10 bis 12 Uhr und am Nachmittag in der Zeit von 16 bis 18 Uhr – zu einem radikalen Absinken des Blutzuckers kommen. Hier »schreit der Körper um Hilfe«, indem er dem Betroffenen einen Kopfschmerz verursacht.

Bei Fastenkursen oder -kuren kommt es öfters durch das Absinken des Blutzuckers im Körper zu akuten Kopfschmerzen.

Deshalb erhalten bei den Hildegard-Fastenkursen oder -kuren die Teilnehmern eine Flasche Herzwein (Petersilien-Honig-Wein), damit sie ihn morgens nach dem Aufstehen, um 10 Uhr, um 16 Uhr und weiterhin bei Bedarf zu sich nehmen. Herzwein stabilisiert den Kreislauf und vermeidet ein Absacken des Blutzuckers mit seinen unangenehmen Begleiterscheinungen von vornherein.

Für alle medikamentenabhängigen Diabetiker sollte dies ein Alarmzeichen sein, auf das sie sofort mit der Einnahme von etwas Traubenzucker, Honig oder einem Schlückchen Hildegard-Herzwein (Siehe: Hildegard-Therapien – Herzwein) reagieren sollten. Die übliche Blutzuckerkontrolle sollte natürlich anschließend sofort gemacht werden und vielleicht zur Sicherheit eine Stunde später nochmals.

Kreislaufstörungen

Hypertonie (Bluthochdruck)

Bei allen Bluthochdruck-Patienten kommt es sehr oft sowohl zu chronischen, als auch zu akuten Kopfschmerzen.

Meist wird der Blutdruck mit einem Medikament nach unten gedrückt, was wohl beim Messen des Blutdrucks »kosmetisch« recht schön aussieht, aber nur in den wenigsten Fällen wirklich an die eigentliche Ursache geht. Hiermit wird also nur das *Symptom* »Bluthochdruck« behandelt. Die einzige positive Wirkung eines solchen Medikamentes ist durch das künstliche Absenken des Blutdrucks die Verhinderung von Hirnblutungen. Wenn der Blutdruck nämlich eine gewisse Grenze – ca. 200 mm im oberen Bereich – überschreitet, besteht durch diesen erhöhten Druck in den Gefäßen die Gefahr der Zerreißung von kleinen Arteriolen und damit akute Hirnblutungsgefahr. Diese Hirnblutung kann aber auch schon bei geringerem Blutdruck auftreten.

Die akuten Kopfschmerzen bei zu hohem Blutdruck können mir zweierlei sagen:
- Der Blutdruck ist – trotz chemischem Medikament – in einen Bereich gestiegen, den die Gefäße nicht mehr so ohne weiteres verkraften können. Sie drohen eventuell sogar an einer Stelle durch den zu hohen Druck zu zerreißen. Sie schreien also durch die akuten Kopfschmerzen quasi um Hilfe.
Hier sollte oder muß sogar mit der weiteren Einnahme dieses oder eines ähnlichen Medikamentes sofort versucht werden, den Blutdruck zu senken.
- Durch die zu radikale Absenkung des Blutdrucks – ohne an die eigentliche Ursache zu gehen – kommt es in bestimmten Bereichen des Kopfes zu einer verminderten Sauerstoffversorgung. Diese macht sich durch akute Kopfschmerzen bemerkbar – also auch wieder ein Schrei nach Hilfe.
Hier muß man unbedingt versuchen, die Ursache des zu hohen Blutdrucks zu ermitteln. Sehr oft ist die Ursache ein Flüssigkeitsmangel des Körpers. Ein viertel oder gar ein halber Liter Wasser oder Tee als »Erste Hilfe« getrunken, bewirken hierbei oftmals kleine Wunder: Die Kopfschmerzen gehen fast unmittelbar nach dem Trinken der Flüssigkeit zurück.

Hypotonie (zu niedriger Blutdruck)

Auch bei der Hypotonie, also dem zu niedrigen Blutdruck, kann es immer wieder zu akuten Kopfschmerzen kommen. Hier wird das Gehirn und damit auch die Kreislaufzentrale in der Medulla oblongata – dem Hirnanhang – zeitweise mit zu wenig Sauerstoff versorgt. Dies läßt uns der Körper durch akute Kopfschmerzen wissen.

Als Therapie kommen hier verschiedene Mittel in Frage:

- Aktive Bewegung – möglichst an der frischen Luft oder am offenen Fenster – zur Anregung des Kreislaufs.
- Auf dem Rücken liegend »Radfahren« mit den Beinen in der Luft. Diese Übung ist besonders morgens unmittelbar vor dem Aufstehen aus dem Bett sehr wichtig. Sie aktiviert die Kreislaufzentrale im Gehirn sofort. Wenn man dann mit Schwung aufsteht und in die Senkrechte kommt, kann das Blut nicht mehr absacken. Der Kreislauf ist jetzt ohne irgendein Medikament aktiviert und auch stabilisiert.
- Ein 10minütiges Fußbad bei kalten Füßen.
- Flüssigkeitszufuhr (siehe nächstes Kapitel).
- Sofortige Einnahme des Hildegard-Herzweines.
- Einnahme von Traubenzucker oder Honig bei zu starkem Blutzuckerabfall und damit auch Kreislaufabfall.

Zu geringe Flüssigkeitszufuhr

Auch wegen zu geringer Körperflüssigkeit im Körper bzw. zu wenig Nachschub lebensnotwendiger Flüssigkeit durch zu geringes Trinken, kann es zu einer Hyper-, als auch zu einer Hypotonie mit Kopfschmerzen kommen.

Die Flüssigkeit in unserem Körper muß immer auf einem bestimmten Level gehalten werden, sonst können die lebensnotwendige Zufuhr von Sauerstoff und Nährstoffen und der Abtransport von Schlackenstoffen nicht gewährleistet werden.

Deshalb sollte jeder Mensch pro Kilogramm Körpergewicht ca. 35 Gramm Flüssigkeit pro Tag zu sich nehmen, wenn er nicht schwitzt. *Wenn* er aber schwitzt auch entsprechend mehr.

Selbst die heilige Hildegard rät uns, viel zu trinken:

»Aber der Mensch soll sich auch nicht übermäßig das Getränk vorenthalten, wovon Schwerfälligkeit im Denken und Handeln resultiert.«

Auch beim Essen sollte man, wie sie uns wissen läßt, viel trinken.

»Denn wenn der Mensch bei Tisch zwischendurch beim Essen, nicht tränke, würde er schwerfällig in geistiger und körperlicher Hinsicht. Es würde auch

keinen guten Blutsaft herbeiführen und er könnte darum keine gute Verdauung haben.

Trinkt der Mensch aber zu viel beim Essen, dann macht das in den Säften seines Körpers einen üblen Schwall von Sturmfluten, so daß die rechten regelmäßigen Säfte in ihm zersprengt würden.«

Für das richtige »Funktionieren« aller lebensnotwendigen Vorgänge im Körper benötigt der Mensch große Mengen Flüssigkeit. Im Mund werden pro Tag etwas 1 bis 1,5 Liter Speichel erzeugt, im Magen ca. 1–1,5 Liter Magensäfte und dieselbe Menge von ca. 1–1,5 Liter in der Galle, die dann über die abfließenden Gallengänge in den Zwölffingerdarm fließen. Über dieselben Wege kommen dann noch 2–3 Liter Verdauungssaft von der Bauchspeicheldrüse dazu, die auch in den Zwölffingerdarm fließen und im Dünndarm kommen nochmals 2–3 Liter Verdauungsflüssigkeit extra von den Darmdrüsen.

Wenn man diese Mengen zusammenzählt, sind dies zwischen 7 und 10,5 Liter Verdauungssäfte an einem einzigen Tag.

Der Körper hat aber das ausgeklügelste »Recycling«, das man sich vorstellen kann. Jeder Tropfen Flüssigkeit wird, sobald er seine Pflicht erfüllt hat, wiederverwendet und dorthin transportiert, wo er als nächstes gebraucht wird.

Der Transport zu den »Tatorten« läuft über den Kreislauf, der »Hauptverkehrsstraße« im Körper. Wenn ein Mensch zu wenig trinkt, ist auch dieser Verkehrsweg unterversorgt und leidet Mangel.

Wenn der Kreislauf zu wenig Wasser hat, nützt auch ein eingenommenes Kreislaufmittel wenig, auch der Herzwein nach der heiligen Hildegard kann da nicht helfen. Wird aber Wasser oder Tee getrunken, benötigt man auch kein Kreislaufmittel und oftmals auch kein Kopfschmerzmittel mehr.

Der Mensch gibt im Laufe des Tages, auch wenn er nicht schwitzt, ständig Flüssigkeit ab.

1. Über ca. 2 Quadratmeter Haut wird – auch wenn der Patient *nicht* schwitzt – ständig etwas Flüssigkeit verloren.
2. Bei jeder *Ausatmung* wird auch Wasser abgegeben. Die Schleimhäute wollen immer feucht sein. Im Winter sehen wir diese Abgabe des Wassers bei jeder Ausatmung.
3. Alle harnpflichtigen Stoffe können nur über die Nieren ausgeschieden werden, wenn eine gewisse Menge Wasser mit ausgeschieden wird.
4. Auch mit dem Stuhlgang geben wir Wasser ab.

Diese abgegebene Menge ist durch ausreichende Flüssigkeitszufuhr auszugleichen. Erfolgt dies regelmäßig in irgendeiner Form, ist der ganze Mensch etwas gesünder als der Nachbar, der diese Kriterien nicht erfüllt. Man kann allerdings ca. $1/2$ bis $3/4$ Liter von der berechneten Menge abziehen, da sich Flüssigkeit in jeder Nahrung befindet. Selbst ein trockenes Stück Brot enthält noch etwas an Flüssigkeit.

Deshalb ist es gar nicht so erstaunlich, wenn manche Patienten mit Kopfschmerzen oder Migräne – besonders wenn der Schmerz vom Nacken hochsteigt und oftmals bis zu den Augen drückt – nach dem Trinken von $1/2$ Liter Tee oder Wasser sofort die Schmerzen verlieren. In diesem Fall waren die Kopfschmerzen der Notschrei des Körpers nach Flüssigkeit.

Psychische Belastungen

Wenn jemand ein psychisches Problem, für das im Augenblick keine Lösung in Sicht ist, mit sich trägt, so kann das bei ihm auch massive Kopfschmerzen auslösen. Etwas »bereitet ihm oder ihr Kopfschmerzen«, sagt man im Volksmund in einem solchen Fall.

Aber auch Streß am Arbeitsplatz oder Angst vor der Arbeit, weil man meint, daß man dem Leistungsdruck nicht gewachsen sei, bereitet vielen Menschen Kopfschmerzen.

Diese Gründe für Kopfschmerzen weisen die meisten Leidenden anfangs weit von sich. Erst in einem ausführlichem Gespräch über seine Probleme werden sie dem Patienten erst bewußt und wenn er sich dann im wahrsten Sinne des Wortes die Probleme »von der Seele spricht«, können oftmals Kopfschmerzen spontan ohne weitere Behandlung vergehen. Der Patient ist sich jetzt bewußt geworden, was die eigentliche Ursache seiner Kopfschmerzen ist und kann dann meist selbst die eigentliche Ursache ausschalten. Er muß sich dem Problem stellen und versuchen das Beste daraus für sich zu machen.

Das Problem ist deswegen noch nicht beseitigt, aber ohne die leidigen Kopfschmerzen sind die Betroffenen in der Lage klarer zu denken und mit zielgerichteten Entscheidungen oftmals die Ursache der Probleme dann wirklich zu beseitigen.

Manche Patienten benötigen dazu einen Psychiater oder einen Psychologen, der ihm den Spiegel vors Gesicht hält und ihm die Augen für sich selbst öffnet. Gläubige Menschen vertrauen sich in solchen Fällen oft einem Priester an, mit dem sie eine Art Beichtgespräch führen.

Im Mittelalter sagte man: »Die Beicht macht leicht!«. Dies stimmt heute noch so wie damals ohne irgendwelche Abstriche.

Wieder andere Patienten finden einen Therapeuten, der versucht, ihnen mit den »35 Lastern und Tugenden« der heiligen Hildegard von Bingen den Spiegel vors Gesicht zu halten, so daß sie sich selbst erkennen, Reue zeigen – also umkehren – und damit den Druck von der Seele und auch aus dem Kopf herausnehmen.

Die Reue als geistige Einstellung zu seiner Krankheit sollte bei Patienten mit chronischen Kopfschmerzen und Migräne an erster Stelle stehen.

Die echt empfundene Reue hat bei der heiligen Hildegard die allergrößte Heilkraft für den Menschen; sie gehört zu den Tugenden, die am meisten im Menschen bewirkt.

Druckstellen von Brillen und/oder Hörgeräten

Oft erlebt man in der Praxis, daß Patienten über Kopfschmerzen klagen und bei denen man bei der körperlichen Untersuchung des Kopfes rote Druckstellen von Brillen oder Hörgeräten an und um den Augen und / oder den Ohren findet. Hier sollte der Patient vor einer weiteren Untersuchung oder gar einer Behandlung erst einmal zu einem Fachmann gehen, der seine Brille und / oder sein Hörgerät sachgerecht anpaßt.

Für die Druckstellen selbst sollte man zur schnelleren Abheilung eine Veilchen- oder eine Ringelblumensalbe verwenden (siehe diese Salben im Abschnitt »Hildegard-Therapien«). Erst wenn diese Stellen abgeheilt sind und die Kopfschmerzen trotzdem noch vorhanden sind, sollte man intensiv nach weiteren Ursachen suchen. In sehr vielen Fällen aber vergehen diese Kopfschmerzen wenige Tage nach der Korrektur der Brille oder des Hörgerätes und nach Abheilung dieser Druckstellen vollkommen.

Nervenreizungen oder Entzündungen

Die Trigeminus-Neuralgie

Die Trigeminus-Neuralgie ist eine sehr schmerzhafte Reizung des »dreifachen Zwillingsnerven«, oder des »paarigen Drillingsnerven«, wie er auch genannt wird. Dieser V. Hirnnerv tritt vor den Ohren rechts und links in das Gesichtsfeld und teilt sich dort in drei verschiedene Doppelnerven.

Der oberste Ast – »Nervus ophthalmicus« genannt – versorgt die Augenpartie und die untere Stirn, der mittlere Ast – »Nervus maxillaris« – versorgt die Nase und den Oberkiefer und der unterste Ast – »Nervus mandibularis« – versorgt den Unterkiefer und das Kinn.

Akute Kopfschmerzen und ihre Ursachen

Eine Erkrankung dieses Nerven tritt meist erst ab dem 50. Lebensjahr anfallweise auf. Sind jüngere Personen davon betroffen, könnten eine Multiple Sklerose oder Zahn-/Kiefer-/Nebenhöhlenprobleme dahinterstehen. Dies sollte man unbedingt von entsprechenden Fachärzten abklären lassen.

Die Schmerzen zucken für Sekunden oder Minuten in die betroffene Region und sind so intensiv, daß der betroffene Patient in dieser Zeit zu nichts anderem fähig ist, als seine Schmerzen zu ertragen. Diese Schmerzen bewirken in dem betroffenen Teil des Gesichtes auch oft starke Zuckungen und werden deshalb auch »Tic douloureux« genannt, was wörtlich »schmerzhafte Zuckung« heißt. Diese Anfälle treten schubweise einige Wochen auf und machen dann oftmals Pausen von einigen Monaten. Deshalb ist es offen, ob man die Trigeminus-Neuralgie zu den akuten oder zu den chronischen Kopfschmerzen zählen muß.

Die *Ursachen* für eine Trigeminus-Neuralgie liegen noch völlig im dunkeln. *Auslöser* kann aber immer eine empfindliche Stelle im Gesicht sein. Durch Berührung des Gesichtes, durch Eß- oder Trink-Bewegungen, durch Waschen, Rasieren, ja sogar durch einen leichten Luftzug kann ein Anfall bei vorhandener Trigeminus-Neuralgie aktiviert werden. Diese Neuralgie kann auf der Schmerzseite bis in den Kopf ziehen und dort entsprechende Kopfschmerzen auslösen, die von unten nach oben in den Kopf hinein ziehen, oftmals auch »wie ein Pfeil hineinschießen«, wie mir einmal eine Patientin sagte.

Die Therapie ist in den meisten Fällen sehr schwierig, da in der Schulmedizin oft nur Schmerz- und/oder Nervenberuhigungsmittel gegeben werden. Der letzte Ausweg ist dann oft die chirurgische Durchtrennung des Nerven bzw. des befallenen Astes.

In der Hildegard-Heilkunde habe ich mit den Öligen Rebtropfen äußerlich und mit dem Apfelknospenöl innerlich recht gute Erfolge erzielen können – wenn auch nicht bei jedem Patienten. Von der übrigen Naturheilkunde gab ich meist ein Gelsemium-Präparat innerlich dazu, injizierte an den Austrittspunkt vor dem Ohr etwas Lidocain plus Gelsemium und bestrahlte diese Stelle mehrere Tage intensiv mit einer Unisol-Lampe.

Oft aber findet man auch eine (Mit-)Ursache, z. B. einen vereiterten Zahn, eine verstopfte Nebenhöhle oder auch eine Innenohrentzündung.

Bei einem vereiterten Zahn kann nur der Zahnarzt helfen. Zum schnelleren und besseren Abbau des Eiters sollte man von der Homöopathie Hepar sulfuricum geben. Noch vor dem Zahnziehen sollte der Patient von der Hildegard-Heilkunde her Schafgarbe als Pulver und Tee zu sich nehmen.

Bei Nebenhöhlenreizungen oder -entzündungen sollte man unbedingt Bertram einnehmen: Jeden Morgen nüchtern $1/2$ Teelöffel Bertram zusammen mit einem Glas warmem Wasser trinken und tagsüber öfters Bertram schnupfen, das heißt, eine Prise Bertram in die Nase hochziehen und dann – wenn die Reaktion kommt – kräftig ausschneuzen.

Durch die Bertramgaben werden die Nebenhöhlen gereinigt und so oftmals die Ursache der Trigeminus-Neuralgie und der Kopfschmerzen beseitigt.

Tumore

Die Angst vieler Patienten bei Kopfschmerzen, daß sie einen Tumor im Kopf haben, ist sehr groß und die Frage danach hört man immer wieder in der Praxis. Aber Tumore im Kopf kommen sehr viel seltener vor, als man normalerweise denkt. Ich habe im Laufe der Jahre einige Tausend Patienten behandelt, von denen zwei von drei Patienten auch unter Kopfschmerzen oder Migräne in irgendeiner Form litten. Aber ich kann mich nur an ca. 6 bis 8 Kopftumore erinnern, das sind also nur alle drei bis vier Jahre ein Tumorpatient.

Die meisten Patienten beruhigen sich, wenn sie erfahren, daß ein solcher Kopftumor ein verdrängender Prozeß im Kopf ist. Da aber das Gehirn vom knöchernen Schädel umschlossen ist, kann er sich nicht weit ausbreiten, ohne das Gehirn zu verdrängen. Dadurch kommt es in einem schon sehr weit fortgeschrittenen Stadium des Tumorwachstums zu einem sich langsam steigernden Dauerkopfschmerz. Dieser ist meist sogar mit körperlichen Ausfallerscheinungen verbunden, weil bestimmte Zentralnerven gestört werden. Diese Ausfallerscheinungen sind meist leichte sich langsam verschlechternde Lähmungserscheinungen, z. B. in einem Arm.

Wenn also jemand ganz »normale« Kopfschmerzen hat, die immer wieder einmal vorkommen, weggehen und irgendwann auftreten, kann es sich also fast nie um einen solchen Gehirntumor handeln.

Allein durch diese Erklärung werden bei vielen Patienten schon die Kopfschmerzen besser, weil sie erleichtert aufatmen können und dadurch etwas entkrampfen. Diese Spannungen aus der Angst heraus sind der Auslöser vieler unnötiger Kopfschmerzen.

Eine Abart des Gehirntumors ist der Tumor hinter einem Auge. Zwei meiner Patienten mit Gehirntumor hatten diese Art Tumor. Auch hier stehen die Kopfschmerzen am Anfang im Vordergrund, werden aber dann von dem Schmerz im und um das Auge in den Hintergrund gespielt. Durch den verdrängenden Prozeß hinter dem Auge wird das betroffene Auge meist langsam nach vorne gedrückt und steht dann etwas weiter vor als das andere, gesunde Auge. Ähnlich wie bei einer Basedow'schen Erkrankung, wobei aber bei einem solchen Tumor hinter einem Auge eben nur das *eine* Auge hervorsteht.

Hier kann nur der Chirurg meist durch Entfernung des hinter dem Auge liegenden Tumors und leider auch meist des Auges selbst helfen. Die Patienten erhalten dann eine Augenprothese – also ein Glasauge. Wenn der Prozeß schon weiter fortgeschritten ist und auch Knochengewebe mit entfernt werden muß, bekommen sie eine Brille mit eingebauter Augen- und Knochenprothese. Beide Patienten leben – der eine mit einem Glasauge, der andere mit solch einer Prothese – seit 10 Jahren mit keinerlei Beschwerden mehr.

Wirbelsäulenverschiebungen

Da viele Kopfschmerzen und Migränen mit der Wirbelsäule, mit den von der Wirbelsäule gereizten Nerven und mit den Segmenten, die vom Rücken ausgehen, zusammenhängen, habe ich diesen Schmerzensursachen ein eigenes Kapitel gewidmet (siehe »Die Wirbelsäule und ihre Segmente«).

Sonnenstich und Hitzschlag

Auch durch Sonnenstich oder Hitzschlag können akute Kopfschmerzen ausgelöst werden.

Wenn jemand sich zu lange ohne Kopfbedeckung der Sonneneinstrahlung aussetzt, kann es zu einem Sonnenstich kommen. Die ersten Anzeichen sind meist Kopf- und Nackenschmerzen, danach können noch Übelkeit, Erbrechen, starke Benommenheit und sogar Atemstörungen folgen. Das Gesicht sieht dabei hochrot und erhitzt aus.

Gefährdet sind besonders Menschen mit sehr wenig schützenden Haaren auf dem Kopf, also Menschen mit angehender oder schon vollendeter Glatze und Kleinkinder, bei denen die Haare noch nicht richtig gewachsen sind.

Etwas anders verhält es sich beim Hitzschlag. Er entsteht durch einen Wärmestau bei großer Hitze. Sehr oft kommt dieser Hitzschlag bei Menschen vor, die mit hochgeschlossener Kleidung bei relativer Wärme sich körperlich anstrengen, also bei Joggern, bei Soldaten, die sehr korrekt gekleidet stundenlang Wache stehen müssen und bei Leuten, die trotz Wärme in korrekter und hochgeschlossener Kleidung ihrem Beruf z. B. als Kellner nachgehen.

Es kommt bei einem Hitzschlag zu heißer und trockener Haut (anfangs kann der Kopf hochrot sein, im fortgeschrittenem Stadium auch leichenblaß werden). Der Betroffene hat oft auch sehr hohes Fieber, Übelkeit, Schwindel mit Kopfschmerzen und wird eventuell im fortgeschrittenen Stadium sogar bewußtlos.

Man sollte diese Patienten sofort an einen möglichst kühlen Ort bringen, die beengenden Kleidungstücke öffnen und ihn mit kaltem Wasser bespritzen oder beträufeln. Man kann ihn auch mit nassen Tüchern umwickeln und zimmerwarme Getränke einflößen, solange er noch bei Bewußtsein ist.

Zur Kreislaufstabilisierung kann man hier den Herzwein nach der heiligen Hildegard geben, der auch gleichzeitig den Kopfschmerz positiv beeinflußt.

Die Lagerung sollte ganz einfach sein: Bei hochrotem Kopf sollte man den Kopf *hoch* lagern, damit der Schwerkraft folgend das Blut nach unten abfließen kann. Bei blassem Gesicht und Kopf sollte man den Kopf tiefer als den Körper lagern, damit die Zentralen im Gehirn wieder durchblutet werden.

Zu rascher Höhenunterschied

Bei Bergwanderungen und beim Bergsteigen, aber auch beim Fahren mit einem Heißluftballon oder in kleineren Flugzeugen ohne Druckausgleich, können ganz plötzlich sehr starke Kopfschmerzen auftreten.

Der Körper und seine Blutgefäße im Kopfbereich und im Gehirn haben sich in all diesen Fällen noch nicht an die größere Höhe angepaßt. Sobald dies aber geschehen ist gehen diese Kopfschmerzen *ohne* weitere Behandlung zurück.

Chronische Kopfschmerzen

Chronische Kopfschmerzen können entstehen durch/von:

- Äußere Kopfverletzung
- Innere Kopfverletzung
- Narben am Kopf oder im Nackenbereich
- Narbenstörungen am und im Körper
- Halswirbelsäulensyndrom
- Beckenschiefstand/Wirbelsäulenverkrümmung
- Nebenhöhlenbelastung
- Infektionserkrankungen
- Vergiftungen
- Der »Cluster-Headache«-Kopfschmerz

Bei allen chronischen Kopfschmerzen sollten Sie sich und Ihrem Therapeuten erst einmal folgende Fragen beantworten:
Hatten Sie irgendwann früher einmal eine Schädel-Hirn-Verletzung mit oder ohne Knochenbrüche und/oder eine Gehirnerschütterung?
Wann war dies? Mit welchen Medikamenten oder Maßnahmen wurden sie behandelt? Hatten Sie schon Narkosen, besonders Vollnarkosen und wann? Bei welchen Operationen? Operationen im Kopf-Kiefer-Nasen-Bereich?
Hatten Sie schon Vergiftungen? Wann war dies? Mit welchen Medikamenten oder Maßnahmen wurden sie behandelt?
In welchem Zustand befinden sich Ihre Zähne? Haben Sie Amalgam im Mund? Haben Sie Gold oder Goldlegierungen im Mund? Sind alle Goldlegierungen gleich oder verschieden? Haben Sie noch andere Metalle im Mund? Haben Sie tote Zahnwurzeln im Kiefer? Leiden Sie öfters an fieberhaften Erkrankungen und sind diese mit Kopfschmerzen oder Migräne verbunden?
Haben Sie in der Vergangenheit irgendwelche Infektionskrankheiten gehabt? Wenn ja – welche? Wann war dies? Mit welchen Medikamenten oder Maßnahmen wurden sie behandelt?
Ich habe auch hier versucht ein gewisses Schema aufzustellen. Man muß aber immer bedenken, daß die Grenze zu akuten Kopfschmerzen auf der einen Seite und die Grenze zur Migräne auf der anderen Seite sehr fließend sind.

Äußere Kopfverletzung

Sehr oft sind Folge äußerer Kopfverletzungen durch Unfälle oder dergleichen chronische Kopfschmerzen. Bei diesen Verletzungen kommt es zu Knochenbrüchen im Schädel und/oder im Kieferbereich zu Zerreißungen der empfindlichen Knochenhaut und zu Verletzungen der Nerven, die in oder in der Nähe der verletzten Knochenhaut verlaufen. Diese können dann lokal oder auch ausstrahlend in den Kopf die chronischen Kopfschmerzen erzeugen.

Die Therapie ist in solchen Fällen oft sehr schwierig. Die Naturheilkunde könnte hier mit der Neuraltherapie nach Dr. Huneke eingreifen. Man müßte hier direkt an die Nervenpunkte und an die verletzte Knochenhaut spritzen. Dadurch erreicht man eine augenblickliche Ausschaltung der Kopfschmerzen für relativ kurze Zeit. Durch die wiederholte Injektion an diese Punkte und Narben kann man eine massive Durchflutung der Störstellen und damit eine nachhaltige Heilung erreichen. Die Schwierigkeit besteht nur darin, daß man diese Störstellen auch alle trifft und deshalb immer wieder an diese Stellen injiziert. Dieses ist keine sehr angenehme Behandlung für den Patienten.

Hier könnte man aber auch mit einigen typischen Hildegard-Heilmitteln eingreifen, z. B. mit den »Öligen Rebtropfen«, mit der »Veilchensalbe« oder mit der »Tannensalbe« (siehe diese Mittel unter »Hildegard-Therapien«).

Innere Kopfverletzung

Chronische Kopfschmerzen können auch als Folge einer inneren Kopfverletzung, z. B. einer Gehirnerschütterung, einer Commotio cerebri, auftreten, die nicht richtig ausgeheilt wurde. Meist kommt es durch Fallen oder einen Sturz auf den Kopf, durch Auffahrunfälle und Prallen mit dem Kopf gegen die Windschutzscheibe zu einer Gehirnerschütterung. Der knöcherne Kopf selbst wurde durch den Unfall nicht verletzt, aber die weiche Hirnmasse wurde durch den Aufprall in eine Richtung im Inneren des knöchernen Schädels geschoben und massiv erschüttert. Im schlimmsten Fall kann es hier zu Zerreißungen von Gefäßen mit Hirnbluten und Hirndruck kommen (siehe: Innere Schädelverletzungen). Im nicht ganz so schlimmen Fall, wenn es »nur« zu einer Erschütterung der weichen Hirnmasse und zu einer ungenügenden Ausheilung dieser Erschütterung durch intensives Liegen kommt, kann dies später chronische Kopfschmerzen hervorrufen.

Diese diffusen Kopfschmerzen können noch Jahre und Jahrzehnte nach dem Fall oder dem Sturz immer wieder auftreten. Oftmals wissen die Patienten gar nicht mehr die eigentliche Ursache, da sie als Kind z. B. aus dem Kinderwagen gefallen sind und dabei hart mit dem Schädel auf den Boden aufschlugen.

Hier kann man mit einem einfachen homöopathischen Medikament aus der anthroposophischen Medizin am allerbesten eingreifen, mit dem Mittel »Kephalodoron«. Es heilt – über mehrere Monate gezielt eingesetzt – die alte Erschütterung langsam aber sicher aus.

Aber auch die Hildegard-Heilkunde bietet hier die Möglichkeiten vom »Apfelknospenöl«, den »Öligen Rebtropfen« bis hin zur »Tannensalbe« (siehe bei »Hildegard-Therapien«).

Unterstützen sollte man das Ganze aber unbedingt mit der regelmäßigen Einnahme des stark durchblutungsfördernden und Kreislauf stabilisierenden Herzweines nach der heiligen Hildegard von Bingen.

Narben am Kopf oder im Nackenbereich

Narben, besonders im Nacken-, Kopf- und Kieferbereich, können massive chronische Kopfschmerzen auslösen. Durch solche Narben werden direkte Zu- und Abflüsse der Körpersäfte zum und vom Gehirn gestört und auch im gesamten Energiefluß, wie er in der chinesischen Medizin erklärt wird, kommt es zu Fehlleitungen. Der chronische Kopfschmerz kann dann sowohl durch eine Überfülle von Körpersäften oder Energien ausgelöst werden, als auch durch einen Mangel oder eine Leere.

Da diese Narben auch noch die Beweglichkeit einschränken können, haben hier oft massive Störungen ihre Ursache. Ein uraltes Rezept aus der Rhön dagegen ist die Einreibung mit ausgelassenem, frischem Hühnerfett. Der Patient muß sich ein frisches, noch nicht eingefrorenes Suppenhuhn besorgen. Das in den Hühnern reichlich in Form von gelben Lappen vorhandene Fett wird herausgenommen, ausgelassen und mit diesem Hühnerfett werden die Narben öfters eingerieben. Dieses Einreiben sollte über Monate täglich zwei- bis dreimal gemacht werden. Es kommt dadurch zu einer Entspannung und einer Durchflutung im Narbenbereich und die dadurch ausgelösten Störungen klingen langsam ab. Die chronischen Kopfschmerzen werden geringer, da sowohl die energetischen Stauungen im Kopf, als auch die Stauungen im Arterien-, Venen- und Lymphbereich abklingen. Die Ver- und Entsorgung des Kopfes ist wieder gewährleistet. Der Körper hat keine Ursache mehr ständig durch Kopfschmerzen um Hilfe zu schreien.

Ein Patient berichtete mir, daß er wegen seiner Kreislaufstörungen öfters den Hildegard-Herzwein (Petersilien-Honig-Wein) einnehme. Eines Tages, als er akute Schmerzen in einem Narbengebiet hatte, die bei ihm immer zu Kopfschmerzen führten, nahm er zufällig etwas Herzwein für seinen Kreislauf ein und merkte nach ca. 1 Minute, daß sowohl die Kopfschmerzen, als auch die Narbenschmerzen nachließen und für einige Stunden nicht mehr zu spüren waren. Zuerst dachte er an einen Zufall. Als er dann aber gezielt bei seinen Narben- und Kopfschmerzen den Herzwein nahm, merkte er, daß dies ihm immer half.

Ich verordnete ihm daraufhin für seine Narbe zusätzlich zum Herzwein noch die Veilchensalbe und nach einigen Monaten konsequenter Einnahme des Herzweins und Einreibung der Veilchensalbe vergingen die chronischen Kopfschmerzen langsam aber sicher.

Die Neural-Therapie, die ich vorher immer wieder einmal gemacht hatte, half hier nur für einige Wochen, die nun angesetzte Hildegard-Therapie half dauerhaft. Der Patient hatte natürlich vorher schon durch gewisse Veränderungen in seinem Leben die Voraussetzung für diese Heilung geschaffen.

Seither habe ich diese Therapie schon öfters mit (fast) immer gutem Erfolg eingesetzt.

Noch ein Wort zu der schon erwähnten Neural-Therapie nach den Ärzte-Brüdern Huneke: Hier wird mit einem Neural-Therapeutikum sowohl an die Nervenpunkte im Kopfbereich, als auch an solche Narben, die äußerst störend wirken können, mit einer dünnen Nadel gespritzt. Narben werden in der ganzen Länge unterflutet bis ca. 1 Zentimeter über die Endpunkte der Narben. Damit werden die durch eine Narbe durchtrennten Energieflüsse wieder in die richtigen Bahnen gelenkt und manchmal erreicht man mit einer einzigen Behandlung ein sogenanntes »Sekunden-Phänomen«. Dabei hat man oftmals die Nadel noch unter der Haut des Patienten und die

Schmerzen sind schon total verschwunden. Die Narbe ist also dadurch »entstört« worden.

Diese Methode der Naturheilkunde ist aber nicht überall einsetzbar, weil manche Patienten gegen die Neural-Therapeutika eine Allergie entwickelt haben. Außerdem sind die vielen Injektionen nicht sehr angenehm.

Da Narben im Nacken-Kopf-Bereich natürlich auch immer größere Spannungen der dortigen Muskulatur auslösen, sollte man hier auch unbedingt *regelmäßig* eine gezielte Gymnastik machen. Regelmäßig heißt natürlich, jeden Tag mindestens einmal!

Narbenstörungen *am* und *im* Körper

Ebenso, wie Narben im Kopfbereich direkt Störungen und damit chronische Kopfschmerzen verursachen können, können natürlich auch Narben irgendwo *am* oder *im* Körper als Fernwirkung chronische Kopfschmerzen oder sogar Migräne verursachen und auch immer wieder aktivieren. Hierzu sollte man sich einmal die Zusammenhänge der Organe zum Kopf, wie ich sie im Kapitel »Migräne« ausführlich beschrieben habe, anschauen.

Hier können Störungen im Bereich der sogenannten Head'schen Zonen (siehe diese) auf Organstörungen und diese Störungen der Organe dann auch wieder chronische Kopfschmerzen auslösen.

Hier sollte man dieselben Therapien einsetzen wie bei den Narben im Kopfbereich. Die Kopfschmerzen werden durch die Narben am Körper *indirekt* ausgelöst.

Die Therapien können sein: Neural-Therapie, Hühnerfett-Einreibungen, Veilchensalbe und Herzwein-Einnahme.

Manche Patienten erreichen eine enorme Besserung, wenn sie Narben einfach immer wieder intensiv mit ihren Fingern massierend bearbeiten – mit oder ohne Einreibemittel. Auch dadurch wird die Durchblutung in diesem gestörten Gebiet gefördert und so eine schnellere Behebung der Stauungen erreicht.

Halswirbelsäulensyndrom

Sehr oft kommen chronische Kopfschmerzen aus dem Bereich der Halswirbelsäule. Meist sind dort Wirbelkörper verschoben oder abgenutzt und verengen und reizen so die Austrittsstellen der Nerven aus der Wirbelsäule in diesem Bereich. Ebenso oft aber sind muskuläre Verhärtungen, sogenannte Myogelosen, die Ursache und – besonders bei Frauen – kommt es zu Verquellungen um den 7. Halswirbel-Körper, was immer auf eine hormonelle Störung hinweist. Auch geht jede psychische Belastung, Angst und dergleichen mit einer Verkrampfung in diesem Bereich einher.

Alle diese Störungen können die Zu- und Abflußwege in und vom Kopf verengen und so diese chronischen Kopfschmerzen durch Stauungen oder Leere im Gehirn hervorrufen.

Die Basistherapie sollte in solchen Fällen auf eine Lockerung und damit einer Auflösung der hemmenden Spannungen beruhen. Bei verkanteten Wirbelkörpern sollte man versuchen diese wieder in die richtige Lage zu bekommen. Dies ist in diesem Bereich nicht immer sehr einfach und erfordert vom Therapeuten gute anatomische Kenntnisse, großes Einfühlungsvermögen und absolute Beherrschung dieser etwas schwierigen Technik.

Als Schmerzpatient sollten Sie eine regelmäßige Wirbelsäulengymnastik machen, möglichst täglich, und zu Beginn täglich einmal eine Weizenpackung nach der heiligen Hildegard (siehe diese).

Der Therapeut sollte neben lockernden Massagen bei allen Stauungen außerdem noch blutig schröpfen. Auf *keinen* Fall darf er im Nackengebiet trocken schröpfen, weil er sonst die Stauungen im Gehirn noch verstärkt und – besonders für Patienten mit erhöhtem Blutdruck – dadurch sogar akute Lebensgefahr heraufbeschwören kann.

Beckenschiefstand/Wirbelsäulenverkrümmung

Eine nähere Beschreibung des Themas Beckenschiefstand und auch der Therapien erfolgt ausführlich im Kapitel »Wirbelsäule und ihre Segmente«

Die Therapie des Beckenschiefstandes:
- gezielte, sanfte Chiropraktik kombiniert mit anderen manuellen Therapien, z. B. Massage und Schröpfen
- gezielte Wirbelsäulengymnastik
- Weizenpackungen im Lendenwirbel-Becken-Bereich
- Kniehebel-Übung.

Nebenhöhlenbelastung

Eine ganz andere Art der chronischen Kopfschmerzen haben die Patienten, die an einer chronischen Nebenhöhlenbelastung leiden. Hier sitzt der Schmerz meist im Nasen-Augen-Bereich und strahlt in die untere Stirn, oftmals über die Schläfen bis zu den Ohren aus.

Nebenhöhlenbelastung

Meist haben diese Patienten seit Jahren immer wieder einmal einen Schnupfen gehabt, der mit Antibiotika oder anderen stärkeren Mitteln behandelt und damit abgeblockt worden ist. Eine totale Ausheilung erfolgte damit eigentlich nie, sondern die Reizung im Nebenhöhlenbereich hat sich dadurch abgekapselt. Irgendwann wollte der Körper diese Sache loswerden, der nächste Schnupfen kam, die nächste Antibiotika-Behandlung auch. So kommt es – wenn sich dieser Vorgang oft genug wiederholt – zu chronischen Nebenhöhlenbelastungen und dadurch auch zu chronischen Kopfschmerzen.

Natürlich spielt hier auch die bei diesen Patienten oft geschwächte Abwehr über das Lymphsystem eine Rolle. Meist sind die Mandeln und auch Polypen schon im Kindesalter operativ entfernt worden und in vielen solcher Fälle werden seit Jahren oder sogar seit Jahrzehnten regelmäßig sehr scharfe, radikale Nasensprays benutzt.

Hier muß man versuchen diesen festsitzenden Schleim in den Nebenhöhlen aufzuweichen und zur Ausscheidung zu bringen.

Von der Homöopathie gibt es hier die Luffa-Präparate, kombiniert mit Euphorbium-Nasensprays, die sehr mild sind und keinerlei Schleimhautreizungen auslösen, mit denen man aber die Nasenschleimhaut ständig feucht halten sollte.

In vielen Fällen wirken aber diese Mittel erst dann, wenn man sie mit dem Bertram aus der Hildegard-Heilkunde kombiniert. Die Anordnung hier für den Patienten: Jeden Morgen nüchtern $1/2$ Teelöffel Bertram in $1/2$ Glas warmem Wasser trinken und Bertrampulver tagsüber öfters in die Nase schnupfen, richtig hochziehen und dann kräftig ausschneuzen.

Durch diese Maßnahmen werden »*die üblen Schleime aus dem Kopf gezogen*«, wie uns die heilige Hildegard wissen läßt.

Natürlich kann man nebenbei noch Inhalationen machen, aber in diesem Fall niemals mit der in solchen Fällen so beliebten Kamille, weil Kamille die Schleimhäute austrocknet und das ist gerade das, was wir in solch einem Fall niemals gebrauchen können. Hier sollte man andere ätherische Öle nehmen, z. B. Minzen-Öle, die die Schleimhaut zu weiteren Sekretion anregen. Diese sollte man aber möglichst nicht in die Augen bringen.

Viel bringt in diesen Fällen auch die Nasale Reflexzonentherapie nach Dr. Niels-Krack. Hier wird mit einer Sonde, an der man Watte angebracht hat, die mit einem ätherischem Öl getränkt ist, in die verschiedenen Nasenhöhlen gefahren und diese gereizt. Dadurch kommt es zu einer massiven Schleimabsonderung im Nasenbereich, die sich bis weit in die Nebenhöhlen fortsetzt. Dies ist wohl keine besonders angenehme Behandlung, aber eine sehr wirksame.

In dem Maß, wie aus den Nebenhöhlen der Schleim abgesondert wird, werden die chronischen Kopfschmerzen dieser Ursache weniger.

Infektionserkrankungen

Ebenso, wie unter dem Aspekt »Nebenhöhlenbelastung« dargestellt, können Infektionen später chronische Kopfschmerzen auslösen. Auch nicht ganz ausgeheilte Infektionen im übrigen Körper, die mit Antibiotika abgeblockt, aber nicht ausgeheilt worden sind, können über die dann folgenden Organbelastungen chronische Kopfschmerzen verursachen.

> Belastungen von den Nieren:
> chronische Kopfschmerzen im Hinterkopf, teilweise vom Nacken aufsteigend über den Kopf ziehend bis zu den Augen.
>
> Belastungen von der Leber/Galle:
> chronische Kopfschmerzen in der rechten Kopfhälfte.
>
> Belastungen von der Bauchspeicheldrüse:
> chronische Kopfschmerzen in der linken Kopfhälfte.
>
> Belastungen von der Leber/Galle und der Bauchspeicheldrüse:
> chronische Kopfschmerzen ganzer Kopf oder wechselnd zwischen linker und rechter Kopfhälfte.
>
> Belastungen vom Magen und den Unterleibsorganen:
> chronische Kopfschmerzen im Schläfenbereich.

Im Gegensatz zur Migräne, die auch aus diesen Bereichen beeinflußt werden kann, kommt es bei chronischen Kopfschmerzen durch die Belastungen dieser Organe (noch) nicht zu Übelkeit, Erbrechen, Licht- und Geräusch-Überempfindlichkeit usw. Aber die Grenze zur Migräne ist hier sehr fließend und der spätere Übergang zur Migräne ist hier vorprogrammiert.

Die Therapie ist hier dieselbe wie bei der dem Organ entsprechenden Migräne. Großen Wert sollte man auf die Reinigung und Durchspülung des ganzen Körpers legen. Zu Beginn sollte man zur Reinigung und zum »Aufbrechen« der Grundursache, entweder aus der Hildegard-Heilkunde einige Zeit das Wasserlinsenelixier (siehe dieses) oder aus der Homöopathie ein Sulfur-Präparat nehmen. Dadurch wird die Grundursache für die weitere Behandlungen empfänglicher, der Körper reagiert besser und die ganze Krankheit kann schneller ausgeheilt werden.

Weitere Therapien siehe unter den verschiedenen Migränearten.

Vergiftungen

Die chronische Vergiftung verläuft sehr langsam, da meist die Giftstoffe nur in ganz kleinen Mengen vom Körper aufgenommen werden, ohne vollkommen ausgeschieden werden zu können. Der Betroffene merkt nichts davon, bis die Menge des gespeicherten Giftes so hoch ist, daß sich der Körper dagegen spürbar wehrt. Eines der ersten Symptome sind langsam einschleichende, chronische Kopfschmerzen, meist über den ganzen Kopf verteilt.

Ursachen für diese Vergiftungen können Blei, Quecksilber (auch über Amalgamfüllungen der Zähne), Morphium, Kokain, Alkohol, Nikotin oder starke Medikamente oder Drogen sein. Auch über die Nahrung und die Getränke können wir uns mit Konservierungsstoffen, Farbstoffen usw. langsam aber sicher vergiften. Lösungsmittel, Holzimprägnierungen, Dünge- und Spritzmittel und andere Chemikalien, mit denen der Betroffene über einen längeren Zeitraum Kontakt hatte oder sogar noch hat, können ebenfalls die Ursache für Kopfschmerzen sein, ebenso Kosmetika aller Art, bzw. die heute verwendeten Chemikalien darin.

Man denke auch an strahlende Elemente, wie sie oftmals in Praxen, Krankenhäusern und in der Industrie vorkommen, die den Körper langsam aber sicher vergiften können. Radar-, Fernseh- und Rundfunksender, Mikrowellenherde und Funktelefone können wahrscheinlich eine der möglichen Ursachen für Kopfschmerzen sein. Bis zum letzten geklärt sind diese Ursachen heute noch nicht, nur die Verdachtsmomente, häufen sich immer mehr.

Bei Vergiftungen müssen wir aber auch immer an die Folgen einer Narkose denken. Eine Vollnarkose ist eine absichtliche, ganz gezielte Vergiftung mit dem Ziel der Bewußtlosigkeit. Dadurch wird der zu operierende Patient schmerzunempfindlich. So gut dies für den Patienten während der Operation ist, desto schlechter ist dies für ihn in der Folgezeit.

Diese Narkosegifte müssen wieder vom Körper ausgeschieden werden. Geschieht das nicht, machen sich bei dem Patienten chronische Kopfschmerzen bemerkbar, die erst dann wieder nachlassen, wenn diese Gifte aus dem Körper geschwemmt wurden. Deshalb ist die Entgiftung über Leber-Galle-Darm und über die Nieren-Blase in diesen Fällen äußerst wichtig.

Dieser Vergiftungs-Kopfschmerz kann ganz verschieden gespürt werden, je nachdem, welches Organ am meisten in Mitleidenschaft gezogen worden ist. Man kann hier also den Magen-, Galle/Leber-, den Bauchspeicheldrüsen- oder auch den Nieren-Kopfschmerz antreffen. Oftmals sogar eine Mischung von allen, weil die chronische Vergiftung sich meist nicht auf ein Organ allein beschränkt. In vielen Fällen ist der Kopfschmerz sogar gleichmäßig über den ganzen Kopf verteilt.

Mit geeigneten Mitteln muß in diesen Fällen der Körper von den teilweise seit Jahren gespeicherten Giften befreit werden.

Ein drei- bis viertausend Jahre alter Satz aus der chinesischen Heilkunde, den Bischko in seinem Akupunkturbuch aufgeführt hat, sagt einwandfrei, wie wir den Körper entgiften sollen.

»Was Niere und Blase nicht ausscheiden können,
das muß der Darm ausscheiden.
Was dieser nicht ausscheiden kann,
das muß die Lunge tun.
Wenn alle zusammen nicht genug (Toxine) ausscheiden können,
dann muß die Haut einspringen.
Und was die Haut nicht mehr ausscheiden kann,
das führt zum Tode!«

Dies besagt also nicht mehr und nicht weniger, als daß wir die Ausscheidung über *alle* uns zur Verfügung stehenden Entgiftungsorgane durch geeignete Mittel — in erster Linie ausreichende Flüssigkeit — anregen müssen.

Unterstützten können wir diese Entgiftung durch warme Ringelblumen-Umschläge und durch das Trinken von warmem Ringelblumenwein (siehe Hildegard-Therapien — Ringelblume).

Erst wenn diese Entgiftungen über die normalen Wege nicht mehr ausreichen, sollten wir mit dem Aderlaß und dem Schröpfen nach der heiligen Hildegard von Bingen ansetzen. So entgiften wir den Körper und entlasten damit die normalen Entgiftungsorgane, die ich oben aufgeführt habe (siehe Hildegard-Therapien: Aderlaß, Schröpfen. Ausführlicher noch in : »*Hl. Hildegard — Rheuma ganzheitlich behandeln*«).

Ein ganz besonderes Kapitel wäre hier noch die Vergiftung mit Amalgam, also mit Quecksilberionen. Diese lösen bei starker Konzentration im Körper und auch, wenn jemand dagegen eine Allergie entwickelt hat, enorme Störungen im Körper aus, die von starken, lymphatischen Stauungen, über einen Zusammenbruch aller Abwehrsysteme im Körper bis hin zu massiven Schleimhautblutungen, besonders im Inneren des Körpers, gehen können. Die so stark vergifteten Patienten leiden nicht nur unter starken, chronischen Kopfschmerzen, sondern haben auch ein sehr starkes Krankheitsgefühl, sind matt und müde und — so die Aussage einer solchen Patientin — »möchten sich am liebsten hinlegen und sterben«.

Neben den oben schon erwähnten Entgiftungsmethoden innerlich und äußerlich, also auch mit Aderlaß und blutigem Schröpfen, sollte hier unbedingt auch ein homöopathisches Medikament mit eingesetzt werden: Mercurius solubilis D 30 Tabletten. Von diesen Tabletten sollte der Patient einmal am Tag eine Tablette lutschen, mindestens zwei bis drei Monate lang.

Neben der ausreichenden Flüssigkeitszufuhr ist hier auch unbedingt auf das Gleichgewicht im Säure-Basen-Haushalt zu achten. Das heißt also, mehr basische Nahrung und Getränke zu sich nehmen als saure, da jeder Patient mit solchen Beschwerden mehr auf der sauren Seite steht. Werden diese zwei Punkte nicht in einem Therapiekonzept gegen Kopfschmerzen und Migräne berücksicht, ist fast jede andere Therapie von vornherein zum Scheitern verurteilt.

Der »Cluster-Headache«-Kopfschmerz

Eine Sonderstellung bei den chronischen Kopfschmerzen nimmt der sogenannte »Cluster-Headache«-Kopfschmerz ein. »Cluster-Headache« kommt aus dem Englischen und bedeutet soviel wie »Trauben- oder Haufen-Kopfschmerz«, auch Histamin-Kopfschmerz genannt. Es ist weniger ein Kopfschmerz, als ein Gesichtsschmerz, der bis in den Kopf hineinzieht. Es gibt für diese Erkrankung nach einer möglichen Ursache und nach einem Erforscher, der diese Ursache gefunden hat, noch einen anderen Ausdruck; man nennt ihn auch den »Bing-Horton-Histamin-Kopfschmerz«.

Es kommt hierbei zu einer Serie von Anfällen mit einer nachfolgenden Pause. Das Wort »Cluster«, Traube, Haufen, will sagen, daß die Schmerzen als gehäufte Attacke auftreten können.

Der Kopfschmerz tritt als sehr starker Schmerz auf beiden Seiten in den Augenhöhlen auf. Er zieht von den Augenhöhlen in ein Stirn-Schläfen-Gebiet und kann auch im Oberkiefer auftreten. Manche haben ihn schon beschrieben »als ob einem eine glühende Nadel ins Auge gestochen wird«. Er wird oft mit Migräne oder mit der Trigeminus-Neuralgie verwechselt. Die Schmerzen beginnen gewöhnlich 2 – 3 Stunden nach dem Einschlafen oder auch *nach* einem Schlaf tagsüber und können jahrelang periodenweise während mehrerer Wochen jede Nacht oder jeden Morgen kommen. Sie widerstehen fast jeder Therapie.

In der Schulmedizin sagt man, daß leichte Schmerzmittel dagegen in der Regel zu schwach seien und starke eine zu lange Wirkungsdauer und Nachwirkung haben, so daß der Patient – wenn er sie abends genommen hat – morgens einen »Hang-over«, also eine zu lange Zeit hat, um wieder richtig zu sich zu kommen. Wenn er sie morgens nimmt, ist er den ganzen Tag »ausgeschaltet«.

Meist kommt es bei einem Anfall auch auf der stärker schmerzenden Seite zu massivem Tränenfluß und Laufen der Nase, wobei ein wäßriges Sekret abgesondert wird. Die Nase kann auch einschwellen, die Haut im Schmerzgebiet und das Auge sich erhitzen und stark gerötet erscheinen und in diesem Gebiet kommt es auch oft zu partiellen Schweißabsonderungen. Auch die

Augenlidspalte und die Pupille können verschieden groß sein, was auf einen Beteiligung des Nervus Sympathicus hinweist.

Nach einigen gehäuften Anfällen in der Zeit von 4 bis 8 Wochen, folgt meist eine anfallsfreie Zeit, die Monate oder auch Jahre anhalten kann und bei vielen Patienten die Hoffnung einer Ausheilung aufkommen läßt. Aber alle Überbelastungen wie Streß, Alkohol, Rauchen und Ekzesse verschiedener Art, können wieder Auslöser für den nächsten Schub sein.

Bei der Trigeminus-Neuralgie und bei der Migräne kommt es zu diesen großen Pausen *nicht*, wie es beim »Cluster-Headache« der Fall ist. Dies unterscheidet diese Erkrankung ganz wesentlich von den anderen.

Als Ursache nimmt man heute eine Übererregung des vegetativen, speziell des sympathischen Nervensystems an.

> Therapie:
> Legen Sie bei einer akuten Attacke eine heiße Wärmflasche auf die betroffene Kopfhälfte. Es hilft sofort – ohne Nebenwirkungen! Man setzt einerseits einen äußeren Wärmereiz, der vom Schmerz ablenkt, ein, andererseits wird nach kurzer Zeit durch diese Erwärmung des Gewebes die bei dieser Kopfschmerzform minderdurchblutete Gehirnrinden-Region reaktiv stärker durchblutet, und der Schmerz läßt nach.

Man kann diesen Cluster-Kopfschmerz auch – der wie bei der Gallen-Migräne oft in der rechten Schläfe sitzt – mit Galganttabletten im akuten Fall alle $\frac{1}{4}$ – $\frac{1}{2}$ Stunde gelutscht, sehr positiv beeinflussen oder sogar den akuten Anfall schneller in den Griff bekommen. Man darf in diesem Fall *danach* aber die Galle nicht mit stark reizenden Sachen konfrontieren. Das heißt, daß man hinterher keinen Kaffee, keinen Alkohol und auch nichts Fettes oder Gebratenes trinken oder essen sollte, sonst setzt der Cluster-Kopfschmerz sofort wieder mit heftigsten Schmerzen ein und läßt sich danach dann auch mit Galgant nicht mehr eindämmen.

Ansonsten sollte man bei dieser Erkrankung Streß meiden, indem man oft »in sich geht«. Also sind hier Entspannungsübungen, Meditation, harmonische Gespräche und auch sehr inniges Beten oder Singen die beste Vorbeugung.

Migräne

Migräne wird beeinflußt durch

- Nieren
- Leber/Galle
- Bauchspeicheldrüse
- Magen/Darm und/oder Unterleib
- ungenügende Durchblutung der Kopfgefäße.

Einführung

Was ist Migräne und was unterscheidet sie von »normalen« Kopfschmerzen? Der Übergang ist fließend und man kann sehr oft nicht genau sagen, welche Schmerzen Kopfschmerzen und welche Schmerzen Migräne sind.

Das Wort »Migräne« kommt aus dem Französischen »migraine«, was soviel wie »Kopfschmerz« heißt. Man versteht in der Regel darunter einen starken, meist einseitigen Kopfschmerz, der anfallweise auftritt, oftmals ganz unregelmäßig kommt und Stunden, aber auch Tage anhalten kann. Der Migräne-Kopfschmerz kann zwischen 10 und 30 Minuten dauern, aber in schweren Fällen auch zwischen 4 bis 72 Stunden, also 3 Tage. Meist ist nur eine Seite des Kopfes betroffen, oft auch im Wechsel zwischen rechts und links. In Ausnahmefällen sind auch beide Seiten befallen.

Zu den pochenden oder stechenden Kopfschmerzen können noch einige andere, unangenehme Symptome auftreten. So kann es z. B. zu Übelkeit mit oder ohne Brechreiz kommen, oft auch zu Dauererbrechen. Die Übelkeit und das Erbrechen können so stark werden, daß die Patienten neben dem Erbrechen auch noch unter Durchfall leiden. Hier entsteht dabei oftmals ein so starker Flüssigkeitsverlust, der wiederum Kopfschmerzen oder Migräne auslösen kann.

Gleichzeitig werden Betroffene beim »klassischen Migräneanfall« gegen Licht empfindlich. Es entsteht das sogenannte »Flimmer-Skotom«, eine massive Sehstörung mit Lichterscheinungen, wie farbige Funken und Blitze oder auch Flimmern in den Augen mit Überempfindlichkeit gegen grelles Licht von außen. Manche Patienten sehen graue Schleier, blinde Flecken oder auf einmal Linien, die im Zickzack verlaufen können. Das normale Sehen kann dabei

Migräne und ihre Ursachen

vorübergehend abgeschwächt sein. Das Gesichtsfeld ist dabei oft von der Seite eingeschränkt, eine Dunkelfeldbegrenzung also, der schnell die »Hemikranie«, also der halbseitig stechende oder hämmernde Kopfschmerz, folgt. Daneben haben die Betroffenen ab und zu ein Taubheitsgefühl auf der betroffenen Kopfseite, das oftmals bis über die Schultern in die Arme ziehen kann. Es schmerzt dann auch hier und man weiß gar nicht mehr, woher die Schmerzen kommen und wie und ob sie überhaupt noch einmal weggehen. Danach folgt oft noch eine Überempfindlichkeit gegen Geräusche und darauf reagieren die Kranken wiederum mit Übelkeit und Erbrechen, was wieder die Licht- und auch die Geräusch-Überempfindlichkeit auslösen kann.

Neben der Übelkeit mit Erbrechen gibt es aber auch Phasen im Anfall, wo es zu Heißhunger und regelrechten Freßorgien kommt. Dann folgen fast schlagartig wieder Übelkeit mit Erbrechen, massive, eruptionsartige Entleerungen des Darms und dadurch wieder Kreislaufstörungen und durch diese Kreislaufschwäche auch eine regelrechte Harnflut.

Der Kreis hat sich geschlossen, die Patienten sind darin gefangen und sehen fast keinen Ausweg mehr. Der einzige Trost, den die Betroffenen haben, ist der, daß der »ganze Spuk« spätestens nach 3 Tagen vorbei ist, wie mir einmal ein Patienten sagte. Aber diese 3 Tage erleben die Betroffenen als »die Hölle« und viele möchten ganz einfach in dieser Situation nur noch sterben. Sie liegen apathisch und von Schmerzen und Erbrechen geschüttelt im abgedunkelten Zimmer, haben kalte Tücher um den Kopf und auf den Augen und Ohren, den Brecheimer in greifbarer Nähe.

Es kann bei solchen Patienten auch im migränefreiem Zeitraum zu einer sehr wechselhaften Stimmung kommen, also zu der typischen und sprichwörtlichen »Launenhaftigkeit« der Migränepatienten.

Statistisch gesehen werden jede dritte Frau und jeder sechste Mann ab und zu oder auch regelmäßig von der Migräne wie »aus heiterem Himmel angefallen«!

Die eigentlichen Ursachen der Migräne liegen noch im dunkeln. Man weiß, daß Migräne in verschiedenen Familien häufiger vorkommt als in anderen, so daß man schon mit einer gewissen erblichen Veranlagungen rechnen kann. Man kennt verschiedene organische Zusammenhänge und Auslöser, z. B. bestimmte Nahrungs- und Genußmittel, Gewürze – speziell chinesische – aber auch manche Duftstoffe oder Medikamente können der Anfang einer Migräne sein. Aber auch Ärger und/oder Streß führen bei entsprechender Veranlagung sehr oft zu Migräne.

Gefäßbedingte Erkrankungen, die zu Durchblutungsstörungen und damit zu Sauerstoffmangel im Gehirn führen, spielen aber auch eine entscheidende Rolle.

Anhand der neuesten wissenschaftlichen Forschungen nimmt man an, daß bei einer Migräne höchst wahrscheinlich alle ihre Symptome direkt vom

Gehirn ausgelöst werden, und zwar aus dem Hypothalamus-Gebiet. Als Auslöser vermutet man Streß, Wetterwechsel und Allergien, die in bestimmten Gebieten des Gehirns die Blutgefäße schmerzhaft erweitern. Dies führt zum Freisetzen bestimmter chemischer Substanzen, die ebenfalls gefäßerweiternd wirken. Der Körper kämpft nun gegen diese massive Gefäßerweiterung, weil diese übermäßigen Erweiterungen wegen nicht ausreichend vorhandener Blutmenge nicht ordnungsgemäß versorgt werden können. Es stehen nun zwei gegensätzliche Reize gegeneinander, die den Schmerz in der Hirnrinde auslösen. Ähnliches erlebt man auch beim Kater-Kopfschmerz, wenn man zusätzlich zum Alkoholgenuß aktiv und/oder passiv zuviel Nikotin inhaliert hat: Alkohol will die Gefäße erweitern, Nikotin sie verengen – Fazit: starke Kopfschmerzen des Betroffenen.

Das Erbrechen und die Sehstörungen werden durch den Reiz in den entsprechenden Hirnsteuerzentren durch diese unnatürlichen Gefäßveränderungen ausgelöst. Man weiß aber bis heute noch nicht, warum eine solche Attacke plötzlich wieder endet. Wahrscheinlich wird in dieser Notsituation ein bestimmter – bisher der Forschung noch nicht bekannter – Stoff im Körper freigesetzt, der dann »dem Spuk« ein Ende macht.

Migräne ist demzufolge keine lokale Erkrankung sondern eine Störung des gesamten Systems, also des Menschen mit Leib und Seele. Deshalb kann man nur den ganzen Menschen mit seiner Migräne behandeln und nicht seine Migräne als separate Erkrankung.

Der Schmerz ist den Betroffenen in der Situation ein großer Helfer und Wegweiser. Zeigt er uns doch relativ genau an, wo man mit der Therapie gegen diese schlimme Erkrankung ansetzen muß.

Der Schmerz ist immer die Auswirkung einer Störung im Organismus. Nach Dr. Voll, dem Entwickler der Elektroakupunktur, ist der Schmerz »der Schrei des Gewebes nach fließender Energie«. Er ist also ein Hilfeschrei, ein massives Warnsignal des Körpers, daß etwas nicht in Ordnung ist. Wenn wir diesen Hilfeschrei, dieses Warnsignal überhören und nur mit einer Schmerztablette oder einer Schmerzspritze betäuben, kann dies für den übrigen Organismus äußerst fatale Folgen haben, wie ich noch ausführen werde.

Es folgt später noch eine genaue Frageliste für die Anamnese, die Krankengeschichte, damit Sie selbst gut sondieren können, welche Organe oder Organgruppen bei Ihrer Migräne betroffenen sind.

Kopfschmerz- oder Migräne-Auslöser

In der Naturheilkunde unterscheidet man verschiedene Arten von Migräne. Man kann eine bestimmte Symptomatik fast immer einem bestimmten Organ zuordnen – oder auch mehreren zur gleichen Zeit. Man behandelt deshalb

Migräne und ihre Ursachen

– neben der akuten Migränetherapie – auch das mitbeteiligte Organ über einen langen Zeitraum (auch und gerade in der anfallsfreien Zeit), wenn man eine dauerhafte Beschwerdefreiheit erreichen möchte. Diese Behandlung ist gerade bei der Migräne äußerst schwierig und langwierig.

Durch genaue Befragungen und Beobachtungen von Migränepatienten über Jahre hinweg erkannte man im Laufe der Zeit bestimmte Zusammenhänge, mit denen man Kopfschmerzen oder eine Migräne in Verbindung bringen kann. Manchmal sind die entsprechenden Organe der *alleinige* Auslöser, in den meisten Fällen aber nur *eine* der Ursachen oder auch nur einer der Auslöser. Was im Einzelfall vorliegt, muß durch genaue Untersuchungen, Befragungen des Patienten und Beobachtungen der Reaktionen auf die verschiedenen Therapien herausgefunden werden.

Folgende *Faktoren* können einen Migräneanfall herbeiführen:

Wenn *Allergien* die Auslöser für einen Migräneanfall sind, dann steht sehr häufig eine Eiweißallergie im Vordergrund, speziell gegen Milch und Milchprodukte, aber auch gegen Eier, Fisch- und Muscheleiweiß, Weizen oder Reis. Auch das Eiweiß von Hasel- oder Walnüssen kann einen Migräneanfall auslösen. Sehr selten dagegen besteht eine Allergie gegen süße Mandeln, die in den meisten Fällen viel besser vertragen werden als alle anderen Nußarten.

Aber auch eine andere Allergie kann eine bedeutende Rolle spielen, z. B. eine Allergie gegen Orangen oder Äpfel – hier ist das Säure-Basen-Verhältnis im Körper entscheidend. Oftmals besteht diese Allergie aber »nur« gegen die Spritzmittel, die bei Obst und Gemüse heute verwendet werden. Schwarzer Tee, jede Art von Kaffee, auch oder sogar erst recht entkoffeinierter Kaffee, da dieser mehr Röststoffe (= Reizstoffe) enthält als ein Kaffee mit Koffein.

Schokolade, Nikotin oder *Zigarettenrauch* und jede Art von *Alkohol* können Migräne herbeiführen.

Auch *psychische Belastungen, Streß, plötzlicher Wetterwechsel* und/oder *Föhneinfluß*, aber ebenso zu wenig oder oft auch zu viel Schlaf, Hunger, Durst, Kälte, große Helligkeit können für Migräneanfälle verantwortlich sein.

Allgemein bekannt ist, daß *Lack- und* andere intensive *Geruchsstoffe* Migräne verursachen können. Parfüme und künstliche Duftstoffe (wie der chemisch hergestellte Weihrauch oder die »Wohlgerüche« in Duftkerzen und dergleichen) können ebenfalls Migräne hervorrufen.

Selbst totaler Alkoholentzug bei Menschen, die gewohnt sind mit einer gewissen Regelmäßigkeit etwas Alkohol zu sich zu nehmen, selbst wenn sie noch keine Alkoholiker sind, kann einen Migräneanfall bewirken.

Die Schulmedizin empfiehlt, daß Patienten, die zu Migräne neigen, verschiedene Lebensmittel und Medikamente meiden sollten, die auslösende Stoffe enthalten, z. B. Thyramin, Phenylathylanin, Alkohol, Histamine und Serotanine. Da fast kein Betroffener weiß, in welchen Lebensmitteln oder Medikamtenten diese Stoffe enthalten sind, ist diese Anweisung mehr als illusorisch. Da auch der *Glutaminsäuregehalt* in verschiedenen Lebensmitteln ein Auslöser sein kann, sollten auch diese gemieden werden. *Lebensmittel*, die Glutaminsäure enthalten, sind (z. T. oben schon erwähnt):

- Käse (deshalb sagt die heilige Hildegard von Bingen, daß man den Käse nur mit Mutterkümmel essen solle, dann wird die Glutaminsäure darin scheinbar unschädlich gemacht),
- Schokolade, Kaffee, Schwarzer Tee,
- Alkohol (speziell Rotweine und Kornschnäpse),
- chinesisches Essen und chinesische Gewürze,
- Konserven aller Art und alle konservierten Lebensmittel.

Diese Lebensmittel sind Auslöser, die einen Migräneanfall bewirken können.

Die heilige Hildegard verwendet in ihren Schriften, in denen sie vom Magenbereich schreibt, Begriffe wie »Kalter Magen«, womit sie eine Gastritis im heutigen Sinn meint.

Der »Dreifache-Erwärmer«

Die Begriffe, welche die heilige Hildegard verwendet, speziell die Bezeichnung »Fieber des Magens«, sind für uns heute nicht immer leicht zu verstehen. Wenn wir dagegen die chinesische Akupunktur-Energie-Lehre zu Rate ziehen, die in sehr vielen Punkten mit den Lehren der heiligen Hildegard übereinstimmt, werden uns diese Begriffe etwas klarer.

Alle Energie kommt nach dieser Lehre aus dem Magen-Darm-Bereich, strömt abwechselnd durch die verschiedenen Yin- und Yang-Meridiane – man könnte sie als Energieleitungen bezeichnen – und diese versorgen die einzelnen Organe und Organsysteme mit der nötigen Energie. Ist nun der »Magen kalt«, wie Hildegard sagt, ist der Energienachschub nicht gewährleistet; ebenso wenn der Magen »ein Fieber hat«, dann wird dort soviel Energie verbraucht, daß es für den übrigen Organismus nicht mehr ausreicht.

Der Meridian des »Dreifachen Erwärmers« (auch »Drei-Erwärmer« oder kurz »3 E« genannt) hat eine besondere Aufgabe: er bekommt seine Funktionsenergie vom Meridian »Meister des Herzens« und versorgt mit der ihm zuständigen Energie drei verschiedene Funktionskreise, nämlich

- den Atembereich und den Kreislauf,
- die Nahrungsaufnahme und die Verdauung und
- das Urogenitalsystem und die sexuelle Kraft.

Migräne und ihre Ursachen

Bachmann schreibt in diesem Zusammenhang, daß der Drei-Erwärmer »den Tonus der Gefäßwände und die Regelung des Umlaufs in ihren Beziehungen zu nervösen und psychischen Einflüssen umfaßt«.

Bei Energiestörungen löst der Drei-Erwärmer spastische und schmerzhafte Zustandsbilder aus. Diese können am Körperstamm oder an den Extremitäten auftreten. Da der Meridian durch seine Anlage speziell im Kopf-Ohren-Augen-Kiefer-Bereich verläuft, wirkt er sich sehr oft dort durch schmerzhafte Zustände aus, womit wir wieder beim Thema sind: Migräne und Kopfschmerzen.

So ist dann auch zu verstehen, daß organische Störungen über diesen Meridian zu massiven Kopfschmerzen führen können, weil dort die fließende Energie gestört ist. Man muß diese Zusammenhänge kennen; es wird einem dann auch klar, daß die Organe als Auslöser von Kopfschmerzen und Migräne eine ganz bedeutende Rolle mitspielen.

Zum »kalten Magen« noch eine Bemerkung:

An der Universität Mainz hat man einen Versuch mit kalten Frühstücksgetränken gemacht. Aus Amerika kommend ist auch bei uns die Unsitte eingebrochen, daß viele Menschen morgens *vor* dem eigentlichen Frühstück ein Glas kalten Orangensaft trinken, »damit die Vitamine stimmen«.

Dadurch wird der Magen nicht nur total übersäuert, sondern auch so unterkühlt, daß er zwischen zwei und vier Stunden benötigt, bis er wieder seine normale »Betriebstemperatur« hat. Daß dieser »kalte Magen« dann die mannigfachsten Beschwerden auslösen und sogar eine Migräne verursachen kann, ist nach dem, was wir vorher von den Energieverläufen des Drei-Erwärmers erfuhren, verständlich.

Deshalb sagt auch die heilige Hildegard, daß wir morgens als erstes etwas Warmes dem Magen zuführen sollten und an anderer Stelle meint sie, daß wir niemals zu kalt, aber auch nicht zu heiß die Speisen und Getränke zu uns nehmen sollten.

In diesem Zusammenhang wäre noch zu erwähnen, daß die heilige Hildegard an einer Stelle schreibt: »Wenn jemand einen kalten Magen hat und deshalb das Wasser nicht halten kann ...!« Auch dieser Satz ist mir, seitdem ich diese Zusammenhänge kenne, etwas klarer.

Viele Patienten mit Blasenschwäche, aber auch mit Kopfschmerzen und Migräne, haben auch einen »kalten Magen«. Hier sollte zur Basistherapie die Anweisung gehören, morgens als allererstes eine warme Dinkelgrießsuppe zu essen. Diese erwärmt den Magen und der Dinkelgrieß speziell ist gut für die Nieren. Alle Prostatiker, alle Frauen mit Beckenbodenschwächen, aber auch alle Bettnässer nehmen diesen Tip immer dankbar auf.

Die Nieren

Wenn Patienten in die Praxis kommen und ihre Kopfschmerzen oder ihre Migräne folgendermaßen beschreiben, können wir mit ziemlicher Sicherheit davon ausgehen, daß die Nieren bei diesem Patienten und seiner Erkrankung eine sehr wesentliche Rolle spielen:

»Die Schmerzen beginnen meist im Nacken hinten, steigen von dort auf und ziehen über den Kopf nach vorn zu beiden Augen. Manchmal habe ich dabei das Gefühl, als ob ich hinter den Augen ein Gewächs habe, das die Augen nach vorne drückt. Wenn ich die Augen schließe – was ich in dieser Situation als sehr angenehm empfinde – sind die Schmerzen wohl nicht weg, aber nicht mehr ganz so unangenehm. Der Schmerz klopft und pocht sehr oft im Takt des Pulses, ist ein andermal auch nur dumpf, aber sehr intensiv vorhanden.«

Dieser Nieren-Kopfschmerz von der Nackenpartie ist in der Regel ein »Wassermangel-Kopfschmerz«, wie ich zu meinen Patienten sage. Meist trinken diese Patienten viel zu wenig und bei diesem Flüssigkeitsmangel schreit der Körper dadurch um Hilfe, daß er diese Art Kopfschmerz auslöst. Der Kopfschmerz tritt auf beiden Seiten gleichzeitig auf; oft ist auch die Halswirbelsäule mitbeteiligt.

Wenn der Kopfschmerz *nur* vom Nacken ausstrahlt, geht er meist nicht bis vor zu den Augen. Hinten im Nacken gibt es im oberen Bereich rechts und links der Halswirbelsäule zwei Reflexzonen der Nieren, die immer dann verkrampfen und damit den Schmerz auslösen können, wenn mit den Nieren »irgendetwas nicht stimmt«. Sehr oft dieses »Irgendetwas« ein Flüssigkeitsmangel im Körper. Die Nieren versuchen uns durch diesen Schmerz *mitzuteilen*, daß sie mehr Flüssigkeit benötigen.

So bekommen von mir alle Patienten mit einer »Nieren-Migräne« die Anweisung, daß sie, sobald sich ein erstes Anzeichen dieses typischen Kopfschmerzes zeigt, sofort mindestens $1/2$ Liter abgekochtes Wasser oder Tee trinken sollten. Geht danach der Schmerz zurück, waren die Nieren die Grundursache für den Schmerz. Geht der Schmerz mit dieser Maßnahme nicht zurück, muß man weiter nach den Ursachen forschen.

Ein solch aufgeklärter Patient, der unter solchen Kopfschmerzen sehr litt, rief mich eines Tages an und sagte: »Ich habe wieder meine Migräne. Ich habe jetzt schon zweimal je einen halben Liter Tee getrunken, aber der Schmerz ist immer noch da. Das muß dieses Mal die Halswirbelsäule sein!«

Und so war es auch, seine Selbstdiagnose stimmte haargenau. Nach einer kleinen chiropraktischen Behandlung mit Korrektur eines Halswirbels und einer Lockerungsbehandlung der ganzen Nacken-Schulter-Partie, verging der Schmerz völlig.

Im Fall der »Nieren-Migräne« muß der Patient also unbedingt darauf achten, daß seinen Nieren immer genug Flüssigkeit zum Durchspülen zur Verfügung steht. Mindestens 35 Gramm Flüssigkeit pro Tag und pro Kilogramm Körpergewicht, wenn er *nicht* schwitzt. *Wenn* er aber schwitzt, noch entsprechend mehr.

Diese Art Kopfschmerzen von den Nieren tritt auch sehr oft bei Fastenkuren oder -kursen auf, wenn ein Teilnehmer seinen Flüssigkeitshaushalt nicht in Ordnung hält. Die gewaltigen, freigesetzten Stoffwechselschlacken können den Körper nicht verlassen und lösen sofort diese Art Kopfschmerzen aus.

Ein naturheilkundlich orientierter Urologe sagte mir einmal, daß er auf folgende Weise den Flüssigkeitshaushalt seiner Patienten überprüft: Er läßt von den Patienten immer wieder einmal den 24-Stunden-Urin messen, damit er weiß, wieviel ausgeschieden wird. Dann weiß er, ob der betroffene Patient auch ausreichend trinkt.

Diese Methode wende ich nun auch in meiner Praxis an. Ich sage meinen Patienten, daß sie sich einen nach unten spitzzulaufenden Plastikmeßbecher mit Meßstrichen für Flüssigkeiten kaufen sollten. Diesen sollten sie an einem Tag, an dem sie möglichst immer zu Hause sind, in der Toilette zusammen mit Papier und Schreibzeug deponieren. Bei jedem Gang zur Toilette sollten sie in diesen Meßbecher urinieren und die Menge sofort aufschreiben. Nach genau 24 Stunden wird dann zusammengezählt.

Ein Mensch mit einem normalen Durchschnittsgewicht – also zwischen ca. 65 und 80 Kilogramm – müßte in 24 Stunden ca. 2 Liter Urin ausscheiden. Wenn jemand *unter* 65 Kilogramm wiegt ca. 1,5 Liter, bei höherem Gewicht sollte der Betroffene entsprechend mehr ca. 2,5 Liter ausscheiden.

Erreicht er diese Ausscheidung, trinkt er genug; sollte das nicht der Fall sein – selbst an heißen Tagen müßte er soviel ausscheiden – muß er entsprechend mehr trinken, bis er bei der nächsten Messung sein »Soll« erfüllt.

Diese Methode ist die sicherste und einfachste Methode für Sie, um festzustellen, ob Sie ausreichend trinken. Sie ist die Basistherapie für *jede* Migräne oder jeden Kopfschmerz, auch wenn noch andere Organe mit beteiligt sind.

Die hier angesprochene Nierenbelastung wird von rein wissenschaftlich orientierten Ärzten abgelehnt. Sie untersuchen mit allen heute möglichen Methoden diese Nieren und können in den meisten Fällen *(noch)* nichts feststellen, also keinerlei Abweichung von der sogenannten Norm.

Trotzdem reagieren diese Patienten sowohl mit ihren Kopfschmerzen oder ihrer Migräne, aber auch bei zu hohem Blutdruck meist äußerst positiv auf eine biologische Nierentherapie. Kopfschmerzen und Migräne werden langsam geringer, treten nicht mehr so häufig auf und gehen oft nach einigen Monaten konsequenter Behandlung in Kombination mit ausreichender Flüssigkeitszufuhr völlig zurück. Ein zuvor erhöhter Blutdruck wird langsam aber sicher auf ein Normalmaß abgesenkt und die zuvor oft eingenommenen chemischen Medikamente zur Blutdrucksenkung können langsam gesenkt werden. Dies sollte natürlich *immer* mit Zustimmung des verordnenden Arztes geschehen. *Er* sollte *immer* die Kontrolle über die von ihm verordneten Medikamente des Patienten haben und wird dann, wenn es soweit ist, sehr froh darüber sein, daß er diese mit starken Nebenwirkungen behafteten Medikamente langsam reduzieren und später vielleicht sogar ganz weglassen kann.

Wenn diesen Medikamente nicht mehr eingenommen werden, kommt meist die große Wende: Die Nieren funktionieren normal, die Nebenwirkungen der blutdrucksenkenden Medikamente fallen weg und so hat der Körper – wenn es nicht noch andere Ursachen für die Schmerzen gibt – keine Ursache mehr durch Kopfschmerzen oder Migräne um Hilfe zu schreien.

Es muß aber auch noch ein weiterer Punkt dazukommen:

Der Patient muß in dieser Zeit an sich gearbeitet haben – allein oder mit fachlicher Hilfe –, daß ihm jetzt nichts mehr »an die Nieren gehen kann!« Manchmal ist der Arbeitsplatz mit Chef und Kollegen, manchmal auch die Partnerschaft daran »schuld«, wie diese Patienten oft sagen.

Wenn diese Patienten nun sich innerlich verändern, indem sie das, was ihnen »an die Nieren geht« einfach einmal anders anschauen, es als gegeben akzeptieren und dann versuchen, das Beste daraus zu machen, ist oft diese tiefere Ursache ausgeräumt. Die Chinesen sagen: »Begegne der Schlange mit Freundlichkeit!« Noch besser finde ich sogar, wenn man – wie es in der Bibel steht und es uns auch die heilige Hildegard lehrt – alles mit »Liebe« angeht. Dann kann einen so schnell nichts mehr erschüttern und dann »geht es mir auch nicht an die Nieren«. Wenn man erst einmal soweit ist, merkt dies auch die Umgebung sehr stark und begegnet einem ganz anders als vorher.

Natürlich gibt es *den* streßfreien Arbeitsplatz nirgendwo auf dieser Welt und dies wäre sogar – wie Wissenschaftler herausgefunden haben – *auch* wieder krankmachend. Eine gewisse Menge Streß braucht der Mensch. Es kommt nur immer darauf an, wie er damit fertig wird, wie er es als Patient anschaut. Der Mensch braucht immer eine »Eutonie«, also eine »Wohlspannung«. Das ist die Spannung zwischen Verspannung und Entspannung. Ständig totale Entspannung ist genauso krankmachend wie ständige Überspannung. Auch hier gilt »das rechte Maß«, die »Discretio«, wie uns die heilige Hildegard immer wieder sagt, zu bewahren.

Die Galle/Leber

Der Kopfschmerz sitzt in der rechten Schläfe und kann auch die ganze rechte Kopfhälfte befallen. Er zeigt uns einen Stau in diesem Bereich an, der sich natürlich auch im gesamten Magen-Darm-Bereich bemerkbar machen kann und auch oft mit einer Verstopfung einhergeht.

Migräne und ihre Ursachen

> Druckempfindlich sind bei dieser Migräneart meist folgende Punkte:
> 1. Der Vogler'sche Gallenpunkt.
> 2. Der Supraorbitalpunkt in der Mitte der rechten Augenbraue.
> 3. Der »Blase-2-Punkt«.
> 4. Der Head'sche Maximalpunkt der Galle in der Mitte der rechten Schulterhöhe (entspricht etwa dem Akupunkturpunkt »Drei-Erwärmer 15«).
> 5. Wenn der Dornfortsatz des 7. Halswirbelkörpers druckschmerzhaft ist, deutet dies bei einer Migräne *immer* auf eine Beteiligung der Leber und der Galle mit hin.

Hier kann man das Hildegard-Gewürz »Galgant« sehr gut einsetzen, da es entkrampfend auf alle Gefäße und Organe wirkt, auch und gerade auf die Galle und die Gallengänge. Ein Beispiel dazu:

Bei einem Kurs hatte eine Teilnehmerin »ihre« Gallen-Migräne. Ich gab ihr sofort Galgant-Tabletten zum Lutschen, alle $^1/_4$ Stunde eine Tablette. Nach der dritten Tablette war die Gallen-Migräne »wie weggeblasen«, so die Patientin. In der Pause trank sie dann *gegen* meinen Rat eine Tasse Kaffee und sofort stellte sich die Gallen-Migräne wieder ein, stärker als zuvor. Ich gab ihr wieder sofort Galgant, aber diesesmal halfen die Tabletten gar nicht. Sie hatte die Warnung des Körpers – den Gallen-Kopfschmerz – heruntergespielt und gegen ihren Körper gehandelt.

Diese Patienten sollten immer jedes Essen, wo es geschmacklich paßt, mit Galgant würzen. Dann wird von vornherein die Galle weniger oder gar nicht mehr stauen und die leidigen Gallen-Kopfschmerzen und Migränen kommen seltener. Wenn es wirklich nur die alleinige Ursache sein sollte, kommen die Schmerzen eventuell mit diesem Gewürz gar nicht mehr, was ich schon mehrfach in der Praxis erlebt habe.

Die von der Galle mitverursachte Migräne ist bei vorhandenen Gallensteinen meist sehr schwer auszutherapieren. Manchmal hilft hier wirklich nur die Operation, bei der die Gallenblase mitsamt der Gallensteine entfernt wird.

Aber auch dann ist noch lange nicht sichergestellt, daß die Gallen-Migräne auch wirklich aufhört. Wenn die Neigung zur Steinbildung vorhanden ist und außerdem noch zu wenig getrunken wird, bilden sich immer wieder neue Steine, die dann wieder Auslöser einer Migräne sein können.

Bei kleineren Steinen kann man von der Naturheilkunde aber auch mit der sogenannten Öl-Kur eingreifen. In vielen Fällen konnte damit sich manch ein Patient schon die Gallenoperation ersparen (siehe unter »Nicht-hildegardische Therapien: Öl-Kur gegen Gallensteine).

Die Bauchspeicheldrüse (Pankreas)

Der Kopfschmerz sitzt hier in der linken Schläfe und kann auch die ganze linke Kopfhälfte befallen. Hier zeigen sich starke Blähungen, die mit Verstopfung oder oft mit *zu* gut gängigem Stuhlgang einhergehen, fast nie mit einem normalem Stuhlgang. Der etwas dünnere Stuhlgang sieht dann meist glänzend-fettig aus und ist manchmal von einer regelrechten Schleimschicht umgeben. Wenn er ganz dünn ist, schäumt er auch.

Druckempfindlich sind bei dieser Migräneart meist folgende Punkte:

1. Der Vogler'sche Pankreaspunkt am unteren Rand in der Mitte des linken Rippenbogens.
2. Der Supraorbitalpunkt in der Mitte der linken Augenbraue.
3. Der Blase-2-Punkt links aus der Akupunktur im linken Nasen-Augenbrauen-Winkel.
4. Der Head'sche Maximalpunkt der Bauchspeicheldrüse am Rücken im Winkel, den die Wirbelsäule links mit den unteren Rippen bildet.

Die Galle/Leber und Pankreas

Der Kopfschmerz wechselt von der linken zur rechten Schläfe und umgekehrt. Er kann zwischendurch auch den ganzen Kopf befallen. Hier liegen die Belastungen sowohl im Leber-Gallen-Bereich, als auch im Bereich der Bauchspeicheldrüse, die zusammen mit den anderen Organen einen »Funktionskreis Verdauung« bilden und nur selten streng voneinander getrennt gesehen werden dürfen.

Hier sind alle Punkte, die unter Leber/Galle und der Bauchspeicheldrüse aufgeführt sind, druckempfindlich.

Zu den Punkten 2 bis 4: Diese migräneartigen Kopfschmerzen können mit Übelkeit, Erbrechen, Licht- und/oder Geräusch-Überempfindlichkeit einhergehen, auch mit einem Ekel vor Essen und Trinken. Ein typischer Ausdruck in der Anamnese von einem Patienten: »Mir wird schon schlecht, wenn ich Essen sehe oder daran denke!«

Hier ist oft eine fette oder gebratene Speisen, Kaffee oder Alkohol der Auslöser zur Migräne. Dies trifft natürlich auf *alle* Migränearten zu, wo die Galle zumindest mitreagiert.

Der Magen/Darm und/oder der Unterleib

Wenn der Kopfschmerz oder die migräneartigen Kopfschmerzen in beiden Schläfenbereichen stechend auftreten, deutet dies auf eine Unstimmigkeit im Magen-Darm-Bereich hin, eine Störung des Drei-Erwärmers (siehe unter »Drei-Erwärmer« und im vorgehenden Kapitel: »Kopfschmerz- oder Migräne-Auslöser«). Der Kopfschmerz kommt sowohl bei einer Übersäuerung im Magen-Darm-Bereich vor, als auch bei Überreizungen der entsprechenden Schleimhäute bis hin zu Geschwüren. Auch beim »nur« nervösen Magen kann man diese Art der Schmerzen oftmals beobachten.

Auch bei allen Stauungen in Darm kommt es zu Gärungsprozessen mit der Entwicklung entsprechender Gase. Die Giftgase vom Darm kommen über die Darmschleimhaut in den Kreislauf und von dort zum Kopf. Sie rufen oftmals dort eine Sauerstoffunterversorgung hervor.

Der Patient empfindet diese als Kopfschmerz, entweder im Hinterkopf im Bereich der Medulla oblongata, also dem Hirnstamm, wo u. a. das Kreislaufzentrum sitzt. Der Kopfschmerz deutet mehr auf die Nieren und die ungenügende Entgiftung in diesem Bereich hin. Die Nieren werden durch die Gase in ihrer Funktion gestört und entsprechend negativ reagiert der ganze Körper.

Des weiteren empfinden die Patienten den Kopfschmerz, der durch diese Gase ausgelöst wird, oft im Schläfen-Stirn-Bereich rechts und links. Dies ist dann ein typisches Zeichen von einer Durchblutungsstörung und / oder einer Sauerstoffunterversorgung sowohl im Magen-, als auch im Unterleibsbereich.

Dieser Schmerz in beiden Schläfen tritt deshalb auch sehr oft bei Frauen oder Mädchen auf, wenn irgendetwas im Unterleibsbereich »nicht in Ordnung ist«. Dies kommt meist in Verbindung mit dem Hormonhaushalt, aber auch bei Durchblutungsstörungen in diesem Bereich und einer dadurch bedingten allgemeinen Funktionsstörung vor. Der Kopfschmerz tritt dann meist kurz vor oder während der Periode auf.

Sehr oft ist er auch mit krampfartigen Unterleibsschmerzen verbunden (Drei-Erwärmer – unterer Ast).

In diesem Fall muß man die Ursachen des Kopfschmerzes genauer ermitteln.

Tritt der Schmerz immer in einem gewissen Rhythmus mit der monatlichen Periode (oder bei operierten Frauen dann, wenn der Periodenzeitpunkt eigentlich kommen müßte) auf, ist der Unterleib mitbeteiligt; wenn der Kopfschmerz nur im Zusammenhang mit Essen oder Trinken auftritt, ist der Magen beteiligt.

Wenn der Magen mitbeteiligt ist, tritt er auch meist nach kleinen Mengen Rotwein auf. Auf die darin enthaltene Glutaminsäure reagiert der Körper sofort mit stechenden Kopfschmerzen im Schläfenbereich. Deshalb sollten Patienten mit Neigung zu Kopfschmerzen Rotwein auch in kleinen Mengen möglichst meiden. Dieser kann sofort eine Schmerzattacke auslösen.

Die Kopfschmerzen im Schläfenbereich treten meist zusammen mit Magenschmerzen, Durchfall oder Verstopfung auf, wobei der Stuhlgang *nicht* wie bei der Erkrankung der Bauchspeicheldrüse schleimig oder fettig aussieht. In den vorliegenden Fällen hat er meist eine ganz normale Farbe, auch wenn er dünner ist.

Bei Frauen und Mädchen mit diesem Unterleibs-Schläfen-Kopfschmerzen – der dann meist während der Periode mit leichter Verstopfung, Appetitlosigkeit mit oder ohne Übelkeit oder auch Heißhunger einhergeht – hilft hier meist ein ganz einfaches Mittel:

Ca. 8 Tage vor dem Beginn der nächsten Periode (bzw. bei operierten Frauen 8 Tage vor dem möglichen Periodentermin) bis in die Zeit der Periode hinein müßten die davon betroffenen Frauen oder Mädchen den sogenannten »Perioden-Tee« trinken, täglich 2 bis 3 Tassen voll. Er besteht zur Hälfte aus Pfefferminze und zur anderen Hälfte aus Zitronenmelisse. Die Stärke des Tees richtet sich nach dem persönlichen Geschmack der Frauen. Dieser Tee entkrampft und entspannt diesen ganzen Unterleibsbereich und hilft besonders jungen Mädchen in die Zeit, bis sie ihre Periode ganz regelmäßig haben.

Diesen Tee sollten sie dann aber wirklich *nur* in diesen 8 bis 10 Tagen trinken und danach in der übrigen Zeit nicht, sonst kann er nicht mehr wirken, da es zu einem Gewöhnungseffekt kommt.

Bei Männern ist dieser Schläfen-Kopfschmerz fast ausschließlich auf eine Störung des Magens zurückzuführen.

Ungenügende Durchblutung der Kopfgefäße

Hierbei kommt es zu einem Stirn- und Schädeldach-Kopfschmerz, der die ganze Symptomatik der Migräne aufweisen kann. Dies ist ein typischer Kopfschmerz, wie er bei Durchblutungstörungen im Kopfbereich auftritt.

Wenn man in solchen Fällen ein Durchblutungsmittel einnimmt, sollte man es unbedingt mit einem Teelöffel Wasser vermischt 2 bis 3 Minuten im Mund behalten. Dadurch können die Wirkstoffe über die Schleimhaut aufgenommen werden und auf dem kürzesten Wege zur Wirkung kommen. Die bewährtesten Mittel in meiner Praxis sind hier ein Gingko-Präparat (Tebonin forte) und ein homöopathisches Präparat (Siraphan). Zwischen diesen beiden Mitteln lasse ich alle 2 Monate wechseln. Ich verordnete 6mal am Tag je 10 Tropfen. Die Tropfen sollte mit einem Teelöffel Wasser verdünnt ca. 2 bis 3 Minuten im Mund gehalten werden.

Sehr oft hängt dieser Kopfschmerz auch mit dem Darm zusammen. Wenn der Darm nicht regelmäßig entleert wird, kommt es zu Gärungsprozessen im Darm. Die hierbei entstehenden Giftgase werden von der Darmschleimhaut wieder aufgenommen, durch den Kreislauf u. a. auch dem Kopf zugeführt und lösen dort eine Verengung – sprich: Durchblutungsstörung – und damit natürlich den dafür typischen Kopfschmerz aus.

Ein Fallbeispiel aus meiner Praxis

Natürlich kommt es im Laufe der Jahre oft zu den verschiedensten Mischformen von Kopfschmerzen und Migräne. Dazu ein Beispiel, das aber zeigt, wie vielschichtig solche Erkrankungen sein können.

Eine Patientin kam zu mir in die Praxis mit massivsten chronischen Kopfschmerzen, die man eigentlich schon als Migräne bezeichnen konnte, aber den gesamten Kopf befielen und hier oft innerhalb von Minuten herumwanderten. Die Schmerzen waren mit Licht- und Geräusch-Überempfindlichkeit, mit Übelkeit, Schwindel, Kreislaufstörungen massivster Art und Erbrechen kombiniert. Außerdem hatte sie nur 1- bis 2mal pro Woche, manchmal sogar erst alle 2 Wochen eine Darmentleerung und die auch nur mit stärksten Abführmitteln, von denen sie schon alle auf dem Markt vorhandenen Mittel ausprobiert hatte. Wie sie mir sagte, fast alle ohne großen Erfolg.

Nach ca. 4 Monaten intensivster Behandlung konnten wir – die Patientin und ich – rückblickend folgende Ursachen darstellen:

Die Beschwerden begannen ca. 20 Jahre vor Beginn der Behandlung. Durch die intensive Büroarbeit, durch schlechte Sitzmöbel und durch schlechte Sitzgewohnheiten wurde ein Halswirbelsäulen-Syndrom ausgelöst. Sie bekam ständig etwas Kopfdruck, den sie nicht sehr ernst nahm und mit freiverkäuflichen Kopfschmerztabletten bedenkenlos in jeder Menge behandelte. Sie trank auch sehr wenig, wodurch die Nieren durch die Kopfschmerztabletten noch mehr belastet wurden und der Schmerz langsam aber sicher vom Nacken über den Kopf bis zu den Augen zog. Die Dosis der Kopfschmerztabletten wurde weiter bedenkenlos bei Bedarf erhöht, die Hilfeschreie des geplagten Körpers also total unterdrückt.

Dann hatte sie eine Fehlgeburt mit nachfolgender Ausschabung. Seither hatte sie eine unregelmäßige und sehr schmerzhafte Periode, obwohl der Gynäkologe bei der Untersuchung alles als normal bezeichnete. Diese schmerzhafte Periode wurde »natürlich« mit weiteren, sehr stark wirkenden Schmerztabletten »behandelt!« – sogar vom Arzt verordnet.

Dann hatte sie – teilweise bedingt durch ungenügende Flüssigkeitszufuhr und auch dadurch, daß man sich ja um solch eine unangenehme Sache nicht sonderlich kümmert – eine ungenügende Stuhlentleerung. Sie hatte auch schlechte Eßgewohnheiten, unregelmäßig und viele Lebensmittel aus Konserven oder später aus der Tiefkühltruhe, wenig Obst, Salat und Gemüse, dafür aber sehr viel Fleisch und Wurst. Als Ergänzung nahm sie ab und zu eine Handvoll Vitamin- und Mineraltabletten. Alkohol in sich langsam steigernden Mengen fehlte natürlich auch nicht. Durch diese ganzen Beschwerden zusammen mit den Medikamenten baute sich in einigen Jahren langsam aber sicher ein massiver Leberschaden auf, da durch zu wenig Flüssigkeit die Rückstände der Abführmittel und der vielen Schmerzmittel nicht richtig entgiftet werden konnten.

Die Therapie erfolgte in diesen Schritten:

1. Die Patientin mußte ihre Ernährung auf die Lebensmittel umstellen, die sie vertrug. Sie wurde gebeten, eine genaue Drei-Spalten-Liste zu führen:
   a) In die erste Spalte wurden die Nahrungsmittel und Getränke eingetragen, bei denen sie bei oder nach jedem Essen entweder Kopfschmerzen oder Migräne bekam oder sich nicht wohlfühlte. Auch wenn sie schon eine leichte Abneigung gegen die Lebensmittel oder Getränke spürte, wurde diese in der ersten Spalte aufgeführt.
   b) In die zweite Spalte wurden alle Nahrungsmittel und Getränke notiert, die sie einmal vertrug und ein andermal wieder nicht. Hier konnte es möglich sein, daß sie verschiedene dieser Nahrungsmittel später in eine andere Spalte eintragen mußte.
   c) In der dritten Spalte sollte sie alle Nahrungsmittel und Getränke aufführen, die sie immer gut vertrug.
   Ergänzt wurden diese bekömmlichen Nahrungsmittel und Getränke durch die Palette der Hildegard-Lebensmittel, u. a. Dinkel, Fenchel, Kastanien usw. Bei diesen Lebensmitteln hatte sie immer ein »gutes Gefühl« und sie schmeckten und bekamen ihr auch sehr gut.
2. Sie mußte Ihren Flüssigkeitshaushalt in Ordnung bringen, also mindestens 35 Gramm Flüssigkeit pro Kilogramm Körpergewicht und Tag zu sich nehmen. Davon konnte man ca. $1/2$ Liter für die Flüssigkeit in der Nahrung in Abzug bringen. Da in diesem Fall aber die Patientin durch eine leichte Schilddrüsenüberfunktion recht schwitzte, mußte man diesen $1/2$ Liter zum Gesamtflüssigkeitshaushalt dazu rechnen. Die Patientin wog ca. 60 Kilogramm und mußte demzufolge täglich mindestens 2,1 Liter trinken.
3. Durch die ausreichende Flüssigkeitszufuhr kam es zu einer besseren Entgiftung über die Nieren. Die Umstellung der Ernährung, die auch

schlackenreicher war als vorher, bewirkte auch eine bessere Entgiftung über die Leber-Galle, wobei diese Giftstoffe dann über den Darm abgeführt wurden. Massiv unterstützt wurde diese Entgiftung natürlich durch die Reflexzonen-Therapie am Fuß.

4. Ich entgiftete die Patienten außerdem auch durch den Hildegardischen Aderlaß und durch mehrmaliges, blutige Schröpfen in allen belasteten Zonen, also im Nieren-Blasen-Unterleibs-Bereich und durch Schröpfen der Darm- und Leber-Galle-Zonen.

5. Die Patientin wurde mit gezielter Chiropraktik und Lockerungsmassagen im Rücken- und Nackenbereich behandelt. Ergänzend zu den Massagen mußte sie regelmäßig jeden Tag Wirbelsäulengymnastik machen.

6. Basistherapie nach diesen ersten Maßnahmen bei dieser Patientin war eine Serie Reflexzonenbehandlungen am Fuß. Hierbei kamen als Reaktionen langsam viele der im Leben durchgemachten Erkrankungen und Störungen an die Oberfläche und wurden aufgearbeitet.
Sie bekam z. B. am Anfang der Reflexzonenbehandlungen am Fuß als Reaktion massive Unterleibsblutungen. Der mit einbezogene Gynäkologe konnte keine Erkrankung feststellen und wollte den weiteren Verlauf der Behandlung abwarten. Nach 8 Tagen hörten diese starken Blutungen auf und schon die nächste Periode war quasi schmerzfrei.
Im Laufe der Behandlungen bekam sie dann Nierenschmerzen, Leber- und Galleschmerzen, Magenschmerzen – immer zusammen mit den entsprechenden Kopfschmerzen in den zu diesen Organen gehörigen Regionen. Zwischendurch bekam sie einen massiven »Schnupfen«, der aber »nur« eine Reinigung der Nasennebenhöhlen und der Stirnhöhlen war. Sie bekam sogar einmal drei Tage lang Durchfall.

7. Ergänzt wurde diese Behandlung durch einige homöopathische und Hildegardische Medikamente, die immer auf die augenblickliche Situation abgestimmt wurden. Die bisher eingenommenen starken Medikamente wurden langsam reduziert und durch harmlosere ersetzt. Auch der Alkoholkonsum wurde auf ein erträgliches Minimum reduziert.

Nach ca. 2 Monaten Behandlung nahm sie nur noch Medikamente der Hildegard-Medizin und am Ende der Therapie brauchte sie diese auch nur noch ab und zu nehmen. Ab ca. 3 Monate nach Abschluß der ganzen Behandlung nahm sie keinerlei Medikamente mehr ein.

Nach 4 Monaten Behandlung konnte die Patientin quasi als geheilt entlassen werden. Sie hatte fast niemals mehr Kopfschmerzen und wenn, wurden diese durch das Trinken von $1/2$ Liter Tee oder abgekochtem Wasser sofort »weggespült«, wie sie einmal scherzhaft sagte. Übelkeit, Erbrechen, Licht- und Geräuschempfindlichkeit waren total verschwunden. Sie hatte regelmäßig jeden Tag Stuhlgang, eine regelmäßige und fast schmerzlose Periode. Sie meinte, daß sie außer einem äußerst leichtem Ziehen zu Beginn der Periode absolut gar nichts mehr davon merke. Der Kreislauf war stabil in einem normalem Bereich und die Spannungen im Rücken und im Nacken durch ihre Bürotätigkeit bekam sie mit ihrer regelmäßigen Wirbelsäulengymnastik in den Griff. Auch ihre Schilddrüse hatte sich normal einreguliert und machte ihr keinerlei Probleme mehr.

Als sie 2 Jahre später aus unserer Gegend wegzog, war ihr Zustand immer noch gleichbleibend stabil und gut. Einige Jahre später hörte ich von ihr wieder einmal durch Bekannte, daß es ihr immer noch sehr gut gehe.

Sie hatte allerdings ihr ganzes Leben umgestellt, sowohl von der Ernährung, als auch von sonstigen, schlechten Gewohnheiten und hatte auch die Verantwortung für sich und ihren Körper in die eigene Hand genommen und nicht irgendwelchen Therapeuten überlassen. Ich durfte sie in der schlimmsten Zeit nur dorthin führen und ihr den Weg zeigen. Gegangen ist sie ihn dann alleine.

Nur so kann und sollte m. E. eine richtige Kopfschmerz- und Migränetherapie aussehen und nicht anders.

Kopfschmerzen und Migräne durch Wetterfühligkeit

Kopfschmerzen und Migräne können auch durch Witterungseinflüsse verschiedener Art sehr positiv, aber auch sehr negativ beeinflußt werden. Man spricht dann von der sogenannten »Wetterfühligkeit« der Patienten, ein nicht zu unterschätzender Faktor. Durch die unterschiedlichsten elektrischen Spannungen, also dem unterschiedlichem Spannungsfeld zwischen dem Patienten und seiner gesamten Umwelt, kann es auch selbst zu Kopfschmerzen und Migräne kommen. Meist werden aber nur die schon vorhandenen Schwachpunkte verstärkt.

Der Patient ist isoliert und kann seine eigenen Spannungen nicht richtig abbauen bzw. nicht ausgleichen und der Spannung der Umwelt anpassen. Er baut sich in diesem isoliertem Zustand sein *eigenes* Spannungsfeld auf, das sich von dem Spannungsfeld der ihn umgebenden Welt wesentlich unterscheidet. Dadurch hat er seinen Spannungskopfschmerz bzw. seine Spannungsmigräne. Sehr oft hören die Schmerzen beim ersten Blitz eines Gewitters sofort auf. Durch diese gewaltige Energieentladung des Blitzes kommt es beinahe schockartig auch zu einem Energieausgleich bei diesem Patienten und der Schmerz läßt mit dem Spannungsausgleich augenblicklich nach.

Therapeutisch lassen sich solche Kopfschmerzen auch sehr oft durch die Spannung ausgleichende Griffe der verschiedenen Massagetechniken oder Energieausgleichstherapien beseitigen. Hier sollte man unbedingt die Akupunktur und auch die auf den Akupunkturmeridianen aufbauende Spannungsausgleichsmassage nach dem genialen Masseur Penzel mit einsetzen. Man kann hiermit – richtig ausgeführt – die Spannungen ausnivellieren und dadurch den Schmerz oftmals in wenigen Minuten beseitigen.

Man kann den Schmerzen aber auch recht gut mit elektrischen oder elektromagnetischen Feldern zu Leibe rücken, z. B. mit Hochfrequenzen oder mit Magnetfeldern.

Ein Fall aus meiner Praxis:
Eine Familie zog in ein Haus neben ein Elektroumspannungswerk. Die Überlandkabel mit starken, elektromagnetischen Spannungen gingen nur einige Meter über die Wohnung dieser Familie hinweg. Alle Mitglieder der Familie wurden sehr negativ beeinflußt, bis auf meine Patientin:
Sie fühlte sich vom ersten Augenblick in dieser Wohnung wohl und hatte im Bereich dieser starken Magnetfelder keinerlei Kopfschmerzen oder Migräne mehr, unter denen sie vorher sehr stark litt.

»Des einem sein Uhl' ist dem anderen sein Nachtigall« kann man da mit einem alten norddeutschen Sprichwort nur sagen.

Man kann aber auch diese Spannungen mit anderen Energien ausgleichen, z. B. durch das Gebet, durch Meditation, durch Singen, durch harmonisches und meditatives Tanzen, durch Yoga- und andere Entspannungsübungen. Manche Psychologen empfehlen in solchen Fällen auch die Urschrei-Therapie, bei der man sich seine Spannungen regelrecht von der Seele schreit.

In einem mir bekannten Haus, in dem solche Techniken geübt und gelehrt werden, hat man dafür extra einen schalldichten Raum ausgebaut, einen sogenannten »EMO-Raum«, einen Emotions-Raum. Hier kann sich jedermann seinen Frust von der Seele und seine Spannungen aus dem Körper schreien, ohne bei einem anderen Kursteilnehmer dadurch einen psychischen Schock auszulösen.

In meiner Praxis empfehle ich solchen Patienten, die keine der gerade aufgeführten Möglichkeiten haben oder sie so nicht wahrnehmen wollen, daß sie sich einfach einmal ganz ruhig in eine alte Kirche setzen sollten, möglichst, wenn sich sonst keiner in dieser Kirche befindet. Hier sollten sie versuchen möglichst diese Stille und die positive Strahlung, die fast alle Kirchen haben, in sich aufzunehmen. Dazu sollten sie sich eine halbe Stunde Zeit lassen. Ältere Kirchen eignen sich dafür meist viel besser als neue Betonzweckbauten.

Sehr oft kommt sofort der Einwand, daß sie nicht mehr christlich sind und mit der Kirche nichts zu tun haben wollen. Ich sage dann diesen Patienten, daß ich das bei ihnen wohl akzeptiere, aber die Kirche als positiver Raum stehe auch den Menschen offen, die mit der Amtskirche gebrochen haben oder die – wie es in der alten DDR war – oftmals wenig oder gar nichts mehr vom Christentum kennen.

In den meisten Fällen berichten mir die Patienten, die meinem Rat gefolgt sind, daß sie sich hinterher so leicht und frei gefühlt haben und es ein »ganz tolles und neues Gefühl war, das sie vorher noch nie erlebt hatten«. Viele machen dies öfters und man kann dann eigentlich darauf warten, daß die Spannungskopfschmerzen oder die Migräne ohne weitere Behandlungen vergehen. Manche dieser Patienten bekommen dadurch auch wieder eine Beziehung zu der in ihnen wohnenden Religiosität und wieder zum Christentum zurück.

Die Wetterfühligkeit dieser Patienten läßt ebenfalls merklich nach und ein Gewitter bleibt ein ganz normales Gewitter, ohne irgend etwas an diesen Patienten noch verändern zu müssen.

An diesen Fällen wird aber auch offenbar, wie die seelischen Spannungen ganz eng mit den körperlich schmerzhaft fühlbaren Beschwerden zusammenhängen.

Wenn diese Spannungen zurückgehen, kommt man mit den weiteren Therapien – wenn diese überhaupt noch nötig sind – meist sehr viel schneller voran, und der Patient hat eine echte Chance von seinen Beschwerden völlig befreit zu werden.

Föhn

Der sehr rascher Wetterwechsel von heiß auf kalt oder – was viele noch schlimmer empfinden – von kalt auf heiß, kann bei vielen sogenannten »wetterempfindlichen« Menschen sehr starke Kopfschmerzen oder eine Migräne auslösen. Diese treten meist im Schläfenbereich auf, weil dieser Wetterwechsel oft auch auf den Magen schlägt und die Schläfen eine der Magenzonen für Kopfschmerzen sind. Patienten mit Kopfschmerzen oder Migräne spüren ihre Schmerzen dann in *ihren* typischen Kopfschmerzzonen.

Dieselben Erfahrungen machen Patienten bei einem plötzlichen Föhneinbruch in den Alpen oder im Alpenvorland. Hier werden die Menschen vom

Föhn sogar richtig »grantig«, wie man in Bayern sagt, also unleidig und aggressiv.

Die Polizei verzeichnet bei Föhn viel mehr Unfälle. In den Kliniken der betroffenen Gebiete werden an Föhntagen keine normalen Operationen durchgeführt, sondern nur Notfälle behandelt. Durch den Föhneinfluß leidet nämlich auch viel Klinikpersonal und Chirurgen an diesem »Föhn-Kopfschmerz« und Unkonzentriertheit. Um unnötige Fehler zu vermeiden, setzt man bei dieser Wettersituation alle Operationen ab, die nicht unbedingt notwendig sind.

Als Therapie haben sich hier entkrampfende Mittel, die über den Solarplexus – dem zentralen Nervenpunkt im Magen-Bauch-Bereich – wirken, sehr bewährt.

Von der Hildegard-Heilkunde sollte man hier unbedingt Galgant als entkrampfendes Mittel, eventuell zusammen mit Herzwein, zur Kreislaufstabilisierung einsetzen.

Man kann auch entkrampfende ätherische Öle in diesen Solarplexus-Bereich einreiben oder im Bedarfsfall eine feuchtheiße Packung auf den Bauch auflegen.

Ein absoluter »Geheimtip« in Insiderkreisen ist eine homöopathische Salbe: die Elha-Nuvodyn-Salbe. Sie wird bei allen Beschwerden im Magen-Darm-Bereich, aber auch bei Föhn, sofort um den Nabel im Uhrzeigersinn eingerieben. Sie entkrampft und entspannt und läßt dadurch die negative Wirkung des Föhns gar nicht erst richtig aufkommen.

Fett und Migräne

Sehr oft oder sogar am allermeisten tritt bei Migräne der Schmerz abwechselnd auf der rechten oder auf der linken Seite auf, seltener gleichzeitig auf beiden Seiten. Der rechtsseitig auftretende Kopfschmerz ist ein Hinweis für eine Leber-Gallen-Belastung. Der linksseitig auftretende Kopfschmerz ist ein Hinweis auf eine Pankreasbelastung, also einer Belastung der Bauchspeicheldrüse. In diesem Zusammenhang ist eine Zeitungsnotiz vom Mai 1996 recht interessant, die ich Ihnen hier – etwas ergänzt und kommentiert – wiedergebe:

»Nie mehr Migräne durch »MUFS«

Deutsche Wissenschaftler haben jetzt in einer Studie festgestellt, daß mit den sogenannten MUFS (Abkürzung für »Mehrfach Ungesättigte Fett-Säuren« –

_____ Fett und Migräne _____

wie sie in allen ölhaltigen Pflanzen vorkommen) bei ganz regelmäßiger Einnahme mit der Nahrung selbst eine seit Jahren bestehende Migräne völlig vergehen kann.

Die Anfälle gehen nach der meist sehr radikalen Nahrungsumstellung langsam aber merklich zurück, sowohl in der Dauer der Anfälle, in den Abständen von den verschiedenen Anfällen, als auch in der Intensität der Anfälle. Bei vielen Patienten, die diesen Weg beschritten haben, verschwand sogar die Migräne nach einer langen Zeit der Nahrungsumstellung ohne weitere Behandlung völlig.

Voraussetzung für diese Heilung ist allerdings die sehr starke Reduzierung, bzw. sogar völlige Vermeidung von allen gesättigten Fettsäuren, das heißt von allen tierischen Fetten.

Reine Vegetarier, bzw. sogar Veganer (das sind Vegetarier, die auch Milch, Milchprodukte und Eier in ihrer Nahrung ablehnen) haben kaum Migräne. Wer seine Nahrung also auf diese tierfettfreie Art der Ernährung umstellt, hat die echte Chance von seiner Migräne völlig befreit zu werden.«

Migräne haben von Vegetariern meist nur solche Menschen, die sehr viel Käse zusammen mit Rotwein und auch sehr viel Schokolade essen.

Diese Nahrungsumstellung ist für die betroffenen Patienten, die sehr liebgewonnene Eß- und Trinkgewohnheiten völlig über Bord werfen sollen, sehr schwer. Wenn allerdings die Migräne so stark ist, daß das Leben damit gar keinen Spaß mehr macht, gehen doch manche dieser geplagten Migränepatienten diesen Weg und haben dann auch teilweise oder sogar völligen Erfolg.

Durch diesen Zeitungsartikel sind eigentlich schon die meisten Probleme angesprochen.

Teil 2

Kopfschmerz- und Migräne-Therapien allgemein und nach Hildegard

Selbstbeobachtung bei Kopfschmerzen und/oder Migräne

Jeder, der unter Kopfschmerzen und/oder Migräne leidet, sollte sich selbst sehr genau beobachten, um sich, seine Erkrankung und sein Fehlverhalten, das zu dieser Krankheit führte, richtig einzuschätzen und zu beurteilen. Nur dadurch kann er sein eigenes Fehlverhalten erkennen und ausschalten und so seine Erkrankung *selbst* an der Wurzel packen. Diese Selbstbeobachtungen und Erkenntnisse sind natürlich auch sehr hilfreich, wenn der Betroffene einen Therapeuten um Hilfe ersucht.

Wenn ein Patient mit Kopfschmerzen und/oder Migräne erstmals zu mir in die Praxis kommt, erhält er von mir immer den Auftrag, daß er in Zukunft bei jedem Anfall sich hinsetzen und alles bis ins Detail aufschreiben sollte, was ihm in den letzten 24 Stunden widerfuhr und folgende Fragen beantworten:

1. Wo tritt der Schmerz auf, in welcher Qualität und in welcher Intensität?
2. Was haben Sie in den letzten 24 Stunden gegessen und getrunken? Die Speisen und Getränke sollte möglichst bis ins Detail genau aufgeführt werden, also auch – soweit möglich – ihre Zusammensetzung, welche Mengen gegessen und getrunken wurden, die Zubereitung (Gewürze, Fette u. a.) der Speisen und Getränke usw. Auch die Garungsart spielt hier eine bedeutende Rolle. Wenn z. B. mit der Mikrowelle bei der Zubereitung der Speisen gearbeitet wurde, kann dies die ganze Therapie blockieren.

> 3. Wie fühlen Sie sich? Hatten Sie vorher Ärger und welchen Ärger? Hatten Sie Streß, mußten Sie hetzen, standen Sie unter Termindruck, usw.?
> 4. In welcher Umgebung befanden Sie sich, als der Schmerz begann? War es Ihre gewohnte häusliche Umgebung oder war es irgendwo anders? Befanden Sie sich an einem Ort, wo Sie durch ungewohntes, grelles Licht (Neonlicht?), durch starke Geräusche, durch intensive Gerüche usw. in eine andere Schwingung gebracht wurden?
> Befanden Sie sich zum Zeitpunkt des Beginns des Schmerzes oder kurz zuvor in einem Spannungsfeld von elektrischer Hochspannung, Mikrowelle, Radar oder in einem anderen magnetischem Feld?
> 5. Wie war das Wetter? Herrschte ein Hoch oder ein Tief oder wechselte es gerade von einem zum anderen? Traten die Kopfschmerzen und/oder Migräne vor, während oder nach einem Gewitter auf?

Durch dieses systematische, akribisch genaue Aufschreiben bei jedem Anfall kann man nach einiger Zeit vergleichen, welches Essen, welches Getränk, welches Gewürz, welche Situation die erneute Erkrankung ausgelöst hat.

Durch diese Fragen und das Aufschreiben bis ins Detail werden auch die Sinne der Patienten für das Richtige und das Falsche geschärft.

Im Detail sollte eine solche *Hilfstabelle* für den Patienten in etwa so aussehen:

> ***Ort* des Kopfschmerzes: Hinweis eventuell auf:**
>
> Stirn vorne = Durchblutungsstörung; Sauerstoffmangel (oft mit kalter Stirn verbunden)
>
> Stirn seitlich re./li. = Durchblutungsstörung; Sauerstoffmangel (oft mit kalter Stirn verbunden); Magen; Unterleib
>
> Schläfen re./li. = Magen (bei Magenbelastung oft kleiner, lokaler Hautausschlag an den Schläfen); Unterleib in Verbindung mit der Periode (bei Störung im rechten Eileiter und/oder Eierstocks = Kopfschmerz rechts; bei Störung im linken Unterleibsbereich Kopfschmerz links)
>
> Nasenwurzel = Blase; Nasennebenhöhlen; Durchblutungsstörungen (oft mit Hautkälte im Nasenwurzelbereich verbunden)

Selbstbeobachtung

In den Augenhöhlen	=	Trigeminus; Vorsicht: Tumor hinter dem Auge sollte durch Facharzt ausgeschlossen werden!
Über den Augenhöhlen	=	rechts Galle; links Bauchspeicheldrüse
Unter den Augenhöhlen	=	Trigeminus; Nasennebenhöhlen; Nieren
Seitlicher Kopf über Ohr	=	Milz und/oder Bauchspeicheldrüse
Vor Ohr im Kieferbereich	=	Magen; Trigeminus; Zähne; Ohrinfektion, evtl. auch Innenohr; Hormonstörungen;
Direkt hinter dem Ohr	=	Hormonelle Störungen versch. Art; Ohrinfektion, evtl. auch Innenohr;
Schädeldach, höchste Stelle des Kopfes	=	Durchblutungsstörungen; Störungen im Energiehaushalt; psychische Störungen;
Hinterkopf	=	Blase; Niere; Halswirbelsäule; Psyche
Nacken nach oben	=	Nieren; Halswirbelsäule
Siebter Halswirbel (Prominenz = hervorstehend)	=	Leber/Galle, wenn 7. Halswirbel mit Klopfschmerz reagiert; Halswirbelsäule und Cervicalbereich; hormonelle Störungen (Witwenbuckel)

Ein durch Herpesviren verursachter Kopfschmerz, z. B. bei einer Gesichtsrose, kann in keines dieser Schemen eingepaßt werden, da er dort verläuft, wo der Nerv entzündet ist.

Vorsicht: Sobald der Verdacht besteht, daß es zu einer Gesichtsrose kommt, *sofort* einen Arzt aufsuchen, damit dieser in diesem speziellen Fall Antibiotika oder dergleichen geben kann.

Da sich im Bereich oberhalb der Oberlippe keine Lymphknoten zur Abwehr mehr befinden, können die Viren auf direktem Wege in das Gehirn kommen. Es könnte akute Lebensgefahr bestehen!

Auch den Trigeminus-Kopfschmerz kann man nur an einigen Stellen in diesem Schema unterbringen. Hier muß man sich den Verlauf dieser drei Doppeläste vorstellen, bzw. bildhaft betrachten. Im Verlaufe dieser Nerven tritt dann der Schmerz auf.

Art des Kopfschmerzes:	Hinweis eventuell auf:
Drückender Kopfschmerz	= oft verbunden mit einem sehr roten »als ob der Kopf platzt« Kopf, also massivem Blutandrang =meist zu hoher Blutdruck, zu starre Blutgefäße; manchmal auch Hinweis auf Pilzbefall im Darm; Nieren;
Klopfender Kopfschmerz	= Gefäßveränderungen; Nieren; Hypertonie; Blutungen; Gehirnerschütterung; Wetterfühligkeit;
Stechender Kopfschmerz	= Gefäßverengungen; Blutungen; Virusinfektion; Energiestau (bei manchen Patienten nach Sex);
Pochender Kopfschmerz	= Gefäßveränderungen, Schilddrüse; (wie Puls) Hypotonie, aber auch oft Hypertonie;
Dumpf vorhandener Kopfschmerz, oft mit Stauungsgefühl im Kopf	= Durchblutungsstörungen; Sauerstoffmangel; evtl. Pilzbefall im Darm; tritt auch oft nach einer schweren Infektionskrankheit auf (Grippe);
Wandernder Kopfschmerz (von wo nach wo?)	= Vom Nacken aufsteigend bis Augen = Nieren-Kopfschmerz; kurzfristig von einem Ort zum nächsten springend = meist Virusbefall z. B. nach einer Grippe oder einer anderen Infektionskrankheit
Ziehender Kopfschmerz	= Muskelzerrungen; Halswirbelsäule; Nierenbelastung;

Zeitpunkt des Kopfschmerzes

Aus der chinesischen Heilkunde ist uns die sogenannte »Organuhr« bekannt, die uns ganz wichtige Hinweise auf Störungen einzelner Organe geben kann. Wenn die Kopfschmerzen fast immer zum selben Zeitpunkt am Tag oder in der Nacht auftreten, sollte man unbedingt einen Blick auf diese Organuhr werfen und auf ihre Hinweise achten. Man muß aber auch schauen, ob es die »Anregungszeit« oder die »Beruhigungszeit« eines Organs ist und die Störung dann entsprechend einordnen.

Die Chinesen sagen in ihrer Heilkunde, daß jeder Mensch 12 Hauptmeridiane habe, durch welche die Lebensenergie fließt und daß ohne dieses kontinuierliche Fließen der Energie kein Leben existieren könne. Nun fließt aber diese Energie nicht gleichmäßig, sondern in einzelnen Bereichen zu bestimmten Zeiten sehr stark, in anderen sehr schwach und zu einem anderen Zeitpunkt wieder einmal fast unmerklich. Es kann zu einer Überfülle, einer Leere oder auch – oft bedingt durch Narben, Blutergüsse, Schwellungen anderer Art oder durch Störungen im Zahn-Kiefer-Bereich – zu einer Umleitung dieser Energien kommen. Auf diesen Umleitungen können dann diese fehlgeleiteten Energien auch wieder eigene Störungen auslösen.

Die chinesische Heilkunde hat den Tag in 12 Zeiten à 2 Stunden eingeteilt und im Laufe der Jahrtausende der Beobachtung und Erfahrung immer einen dieser 2-Stunden-Abschnitte einem bestimmten Meridian zugeteilt. Die Energie fließt 2 Stunden sehr aktiv in einem Meridian – dieses ist die »Anregungszeit«. Dann fließt sie 20 Stunden ganz normal, um danach dann 2 Stunden unmittelbar vor der »Anregungszeit« fast zu ruhen, diese 2 Stunden sind die »Beruhigungszeit«. So lautet in kurzen Worten die Theorie zur Organuhr.

Organuhr-Tabelle

Uhrzeit	Beruhigungszeit	Anregungszeit
1 bis 3 Uhr	Leber	Gallenblase
3 bis 5 Uhr	Lunge	Leber
5 bis 7 Uhr	Dickdarm	Lunge
7 bis 9 Uhr	Magen	Dickdarm
9 bis 11 Uhr	Milz Bauchspeicheldrüse	Magen
11 bis 13 Uhr	Herz	Milz Bauchspeicheldrüse
13 bis 15 Uhr	Dünndarm	Herz
15 bis 17 Uhr	Blase	Dünndarm
17 bis 19 Uhr	Niere	Blase
19 bis 21 Uhr	Kreislauf	Niere

Uhrzeit	Beruhigungszeit	Anregungszeit
21 bis 23 Uhr	Drei-Erwärmer; Hormondrüsen; Energieversorgung vom Magen aus;	Kreislauf
23 bis 1 Uhr	Gallenblase	Drei-Erwärmer Hormondrüsen: Energieversorgung vom Magen aus;

Bei diesen Organuhr-Zeiten muß man aber auch die Sommer- bzw. Winterzeit beachten. Die Winterzeit ist die Zeit, die für unseren Organismus als »normal« zu betrachten ist. Es gelten also im Winter die oben angegebenen Zeiten.

Im Sommer – von März bis September oder Oktober – wird im Augenblick bei uns die Zeit um eine Stunde verschoben. Das heißt also, daß wir bei Sommerzeit immer vom Zeitpunkt des Auftretens der Kopfschmerzen oder der Migräne zur Sommerzeit 1 Stunde abziehen müssen. Dann haben wir die konkrete Organuhr-Zeit. 6 Uhr morgens ist also in Wirklichkeit erst 5 Uhr und somit nicht nur dem Dickdarm, sondern sowohl der Lunge, als auch dem Dickdarm zuzuordnen, weil 5 Uhr genau die Übergangszeit von Lunge zum Dickdarm ist. Hier könnte man z. B. an zu große Luftansammlungen im Darm, die das Zwerchfell nach oben drücken und die Lungen einengen, denken, also an ein Roemheld-Syndrom.

Ein paar Beispiele, wie die Zeitpunkte einer Störung einzuordnen sind:
Regelmäßiges, nächtliches Erwachen zwischen 1 und 3 Uhr: dies ist ein deutlicher Hinweis auf Stauungen im Leber-Gallen-Bereich, eventuell auch auf Gallensteine. Wenn in dieser Zeit zusätzlich noch Kopfschmerzen oder eine Migräne auftreten, ist der Hinweis auf diese Stauungen natürlich noch massiver und hier sollte eine Leber-Gallen-Therapie eingeleitet werden.

Nicht-einschlafen-Können abends zwischen 19 und 21 Uhr, besonders bei kranken Menschen: ein Hinweis auf massive Kreislaufstörungen. Da es im Schlaf zu einer massiven Absenkung des Kreislaufs kommt, läßt der Körper den geschwächten Patienten in dieser Zeit nicht einschlafen, da er sonst eventuell durch die *zusätzliche* Absenkung unter die kritische Grenze käme. Ab 21 Uhr, wenn dann die Anregungszeit des Kreislaufs kommt, ist diese kritische Phase überwunden und der Kranke kann schlafen. Kommt es zwischen 19 und 21 Uhr dann auch noch zu einem Kopfschmerz oder einer Migräne, ist der Hinweis auf den sehr geschwächten Kreislauf und den Herzbeutel (eventuell eine Entzündung in diesem Bereich?) noch massiver und man sollte dann *hier* die Therapie ansetzen bzw. ansetzen lassen.

Natürlich sollte man aber auch noch andere, nicht an die Organuhr gebundene, regelmäßig auftretende Zeitpunkte einer Störung oder des Auftretens von Kopfschmerzen und/oder von Migräne aufmerksam beobachten.

Wenn die Kopfschmerzen kurz vor dem Essen, also bei leerem Magen, auftreten, muß man an eine Übersäuerung des Magen denken. Oftmals ist dies auch mit starkem Aufstoßen und/oder Sodbrennen verbunden.

Man sollte sich als Kopfschmerz- oder Migräne-Patient den oben schon erwähnten »Kopfschmerz-Fragebogen« selbst individuell zusammenstellen. Dafür wird Ihnen jeder Therapeut dankbar sein, wenn Sie ihn zur ersten Untersuchung mitbringen. Alles weitere wird er dann mit Ihnen besprechen und weitere Anregungen zum Aufschreiben mitgeben. Hier einige Hilfestellungen für Ihre persönlichen Ergänzungen des Fragebogens:

Lokalisierung Ihrer Kopfschmerzen

Seit wann bestehen Ihre Kopfschmerzen? _____

Wie oft treten Ihre Kopfschmerzanfälle auf?

☐ 1 x oder mehrmals täglich?
☐ 1 x oder mehrmals wöchentlich?
☐ 1 x oder mehrmals monatlich?
☐ 1 x oder mehrmals jährlich?
☐ Hin und wieder, ohne einen ersichtlichen Rhythmus?
☐ Ständig ohne Unterbrechungen?
☐ Attackenweise?

Um wieviel Uhr sind Ihre Schmerzen besonders stark oder treten Ihre Schmerzen regelmäßig auf? _____

Waren am heutigen Tag (Tag der ersten Untersuchung z. B.) schon Kopfschmerzen vorhanden? _____

Wie geht es Ihnen heute?
(ankreuzen)   sehr gut   erträglich   sehr schlecht
              0   1   2   3   4   5   6

Therapien allgemein und nach Hildegard

Wie lange und wie intensiv sind Ihre Schmerzen im Anfall?
(ankreuzen)   leicht   mäßig   stark   sehr stark   unerträglich

0   1   2   3   4   5   6

Verstärkt körperliche Aktivität oder Bewegung Ihre Schmerzen? _____

Fühlen Sie sich durch Ihre Schmerzen in der Arbeit behindert? _____

Waren Sie durch Ihre Schmerzen schon arbeitsunfähig? _____

In welcher Körperregion haben Sie sonst noch Schmerzen?
(Schmerzregion ankreuzen; je stärker Ihre Schmerzen in der Schmerzregion sind, desto intensiver anmalen.)

Alle schmerzbezogenen Besonderheiten ankreuzen, auch eventuell mehrere Schmerzarten, also z. B. ist der Schmerz

- ☐ stechend
- ☐ pochend
- ☐ pulsierend
- ☐ klopfend
- ☐ dumpf vorhanden

- ☐ drückend
- ☐ wie eingeschnürt
- ☐ ziehend
- ☐ Bandgefühl um Kopf
- ☐ wie Schraubstock

Begleiterscheinungen:

- ☐ Sehstörungen
- ☐ Sprachstörungen
- ☐ Lähmungserscheinungen
- ☐ Kribbeln und Taubheitsgefühl im Kopf/Armen/Beinen
- ☐ Gefühlsstörungen
- ☐ Lichtempfindlichkeit
- ☐ Geräuschempfindlichkeit
- ☐ Starke Übelkeit

- ☐ leichte Übelkeit
- ☐ Erbrechen, Durchfall
- ☐ Schwitzen
- ☐ Schwindel
- ☐ Drehschwindel nach rechts/nach links
- ☐ Drehschwindel, wenn Kopf hochgenommen wird
- ☐ Kreislaufstörungen
- ☐ Keinerlei Begleiterscheinungen

Selbstbeobachtung

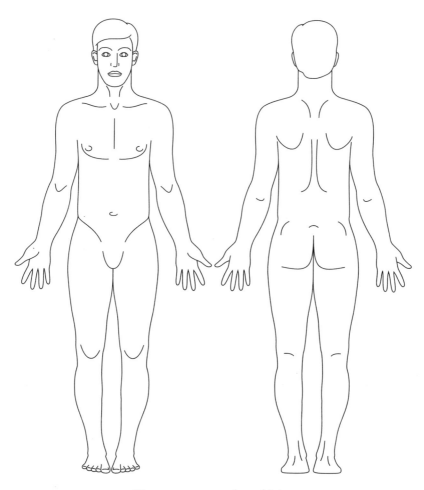

Körper von vorn und von hinten
zum Aufzeichnen Ihrer Schmerzregionen

Therapien allgemein und nach Hildegard

Sitz der Schmerzen im Kopf:

☐ mehr rechts   ☐ ausschließlich rechts

☐ mehr links   ☐ ausschließlich links

☐ wechselnd zwischen rechts und links

Kopfpartien zum Aufzeichnen Ihrer Schmerzregionen

rechte Kopfseite   Kopf von vorn   linke Kopfseite

☐ Im Nackenbereich   ☐ Stirn

☐ Im Nackenbereich aufsteigend über den Kopf bis zu den Augen   ☐ Schläfen

☐ Augen: in/hinter/über/unter/Nasenseite/außen

☐ Hinterkopf   ☐ Nase

☐ Im Ohrenbereich   ☐ Ohren: in/hinter/vor/über/unter

☐ Schädeldach   ☐ Nase – Wange – Kiefer

Medikamente

Sie sollten *alle* Medikamente aufschreiben, die Sie einnehmen. Also nicht nur diejenigen Medikamente, die Sie von Ihrem Arzt verordnet bekommen haben, sondern auch alle, welche Sie »sich selbst verordnet haben«,

Selbstbeobachtung

inklusive aller »Wundermittel«, die in der Werbung angepriesen werden oder die unter der Hand von Patient zu Patient wandern. Auch Tees, Einreibungen, usw. sollten Sie nennen können.

Man kann und sollte diese Mittel auf keinen Fall in Bausch und Bogen verurteilen, aber Ihr Therapeut sollte sie alle wissen. Er muß sich ein Bild machen können und eventuell auch sich gegenseitig aufhebende Medikamente aussortieren. Sehr oft kommt es vor, daß Patienten von Dr. A. ein Medikament zur Blutdrucksenkung verordnet bekommen und von Dr. B., dem der Patient dieses Medikament nicht genannt hat, was er von Dr. A. verordnet bekam, ein Medikament zur Blutdruckanhebung. Die beiden Medikamente heben sich in der Wirkung gegenseitig auf und der Patient hat einen normalen Blutdruck, aber die Nebenwirkungen kommen beim Patienten von allen beiden Medikamenten voll zur Wirkung. Dieses Beispiel ist kein Einzelfall, sondern tägliche Praxis.

Stuhlgang und Urin

Stuhlgang

☐ täglich ☐ mehrmals täglich, wie oft _____

☐ alle 2 Tage ☐ wie oft in der Woche _____

Farbe des Stuhlgangs _____

Festigkeit des Stuhlgangs _____

Auch sollten Sie unbedingt alle Abführmittel aufzählen, bis hin z. B. zur Trockenpflaume und zu den Tees, und auch wie lange Sie solche Mittel schon eingenommen haben.

Essen und Trinken

Was haben Sie in den letzten 24 Stunden vor den Kopfschmerzen oder der Migräne gegessen und getrunken?

Genaue Zusammensetzung der Speisen? _____

Möglichst auch alle verwendeten Gewürze? _____

Garungs- oder Zubereitungsart? _____

Gefühle

Wie waren Ihre Gefühle? Ärger – welchen Ärger? Streß, Termin- oder Zeitdruck, usw. _____

Umgebung

In welcher Umgebung waren Sie, als Ihre Schmerzen begannen? _____
_____

Gewohnte häusliche Umgebung oder irgendwo anders? _____

Ungewohntes, grelles Licht, z. B. Neonlicht? _____

Starke Geräusche? _____

Intensive Gerüche? _____

Spannungsfeld von elektrischer Hochspannung, Mikrowelle, Radar oder anderes magnetisches Feld? _____

Wetter

Hoch oder Tief? Seit wann? _____

Wechsel von Hoch nach Tief _____

oder von Tief nach Hoch? _____

Hatten Sie die Kopfschmerzen vor, während oder nach einem Gewitter?
_____

Welche Temperaturen? _____

Schwankungen vorher? _____

Man könnte diesen Fragebogen noch seitenlang ergänzen. Das sollten Sie aber selbst alleine machen, eventuell unter Mitwirkung Ihres oder Ihrer Therapeuten oder Therapeutin. In den Fragebogen tragen Sie selbstverständlich auch noch Ihre verschiedensten Reaktionen auf die unterschiedlichsten Medikamente und Therapien ein.

Ich fordere meine Patienten immer dazu auf, alles *sofort* aufzuschreiben, was ihnen an Veränderungen – positiv oder negativ – auffällt. Wenn nämlich eine Veränderung in der Befindlichkeit des Patienten nicht sofort aufgeschrieben wird, vergißt er diese Änderung sehr schnell.

Deshalb sprechen die Menschen immer von der »guten, alten Zeit«. Es ist ein Himmelsgeschenk, daß man das Schlechte sehr oft vergißt oder es hinterher sogar glorifiziert. Wenn alles Schlechte ganz intensiv in der Erinnerung haften bliebe, gäbe es noch viel mehr Patienten mit Kopfschmerzen und Migräne.

Deshalb *sofort* aufschreiben, die Informationen dem Therapeuten geben und sie mit ihm besprechen.

Essen und Trinken bei Kopfschmerzen und Migräne

Zu einer Hildegard-Therapie bei Kopfschmerzen und Migräne gehört natürlich auch das richtige Essen und Trinken und die möglichst konsequente Vermeidung aller Küchengifte.

Richtig Essen und Trinken – zu diesem Thema gibt es sehr viel Hildegard-Literatur (siehe u. a. *Hl. Hildegard – Heilfasten, Hl. Hildegard – Rheuma ganzheitlich behandeln, Hildegard – Almanach der Jahreszeiten*).

In diesen Büchern stehen schon sehr viel Informationen über die Küchengifte, die man als Kranker unbedingt meiden sollte. Aber gerade bei Kopfschmerzen und Migräne, ebenfalls bei Ohrgeräuschen, sollte man auf eine richtige Ernährung achten und bestimmte Nahrungsmittel nicht zu sich nehmen.

Durch den Glutaminsäuregehalt in einigen Nahrungsmitteln werden die Geräusche und auch die Kopfschmerzen oftmals verstärkt, bzw. in manchen Fällen sogar erst ausgelöst.

Glutaminsäure reagiert im Nierenbereich und verursacht von dort aus Kopfschmerzen oder Migräne, also meist Schmerzen vom Hinterkopf aufsteigend bis zu den Augen.

Nahrungsmittel, die durch ihren Glutaminsäuregehalt reagieren, sind u. a.:

Käse und alle Speisen, in denen Käse mitverwendet wird. Oft bemerken Sie das gar nicht, da Käse in vielen Speisen als Geschmacksverbesserer verwendet wird. Als Kopfschmerz- und Migränebelasteter können Sie Käse bedingt genießen, wenn sie ihn *immer* zusammen mit Mutterkümmel (Kreuzkümmel, Cumin) – am besten frisch gemahlen – essen. Erst durch diesen Zusatz wird der Käse verträglich und schadet so dem Menschen nicht mehr. Außerdem wird das Essen durch diesen einfachen Zusatz auch noch wohlschmeckender und »hildegardischer« gemacht.

Schokolade. Hier gilt dasselbe wie beim Käse Gesagte. Auch Schokolade wird in vielen Speisen verwendet, ohne daß derjenige, der sie ißt, die ganze Zusammensetzung kennt. Dieses ist auch häufig der Fall vor allem bei Fertiggerichten, die sowieso jeder, der mit irgendwelchen Erkrankungen zu tun hat, meiden sollte.

Kaffee und Schwarzer Tee. Alkohol (besonders Rotwein und Kornschnäpse). Auch diese Getränke werden in vielen Speisen quasi als »Gewürz« verwendet.

Chinesisches Essen und *chinesische Gewürze. Konserven* und *konservierte Lebensmittel.*

Unbedingt meiden sollten alle Patienten mit Kopfschmerzen und Migräne die *H-Milch,* also die sehr lange haltbare Milch, und *H-Milch-Produkte.* Auch durch sie wird manchmal ein Anfall ausgelöst; außerdem ist sie für Gesunde oder »scheinbar« Gesunde nicht so gut bekömmlich wie eine frische Milch.

Die *Mikrowelle* sollte tunlichst gemieden werden. Nicht nur der direkte Kontakt mit diesem Küchengerät, sondern auch das Essen oder Trinken von Speisen oder Getränken, die durch die Mikrowelle aufgetaut, erwärmt oder sonstwie zubereitet oder verändert werden, wirkt bei vielen Patienten sehr störend. Ich habe schon Patienten in der Praxis gehabt, die durch einfaches Essen von Nahrung, die in der Mikrowelle erwärmt wurde, Herz- und Kreislaufstörungen und Migräneanfälle schlimmsten Ausmaßes bekommen haben.

Deshalb sollte die Mikrowelle für einen Patienten tabu sein, besonders dann, wenn er unter Herz-Kreislauf-Beschwerden leidet, wenn seine Abwehr geschwächt ist und wenn er immer wieder unter Kopfschmerzen oder Migräne leidet.

Hildegard-Mittel gegen Kopfschmerzen und Migräne

- Aderlaß
- Akelei
- Aloe
- Apfelbaum
- Birnbaum
- Dinkelspelzkissen
- Diptampulver
- Espe (Pappel)
- Edelkastanien
- Galgant
- Gerste
- Gewürznelken

- Gundelrebe
- Hanf (Flachs, Leinsamen)
- Herzwein
- Hirschzunge
- Kornelkirschen
- Mandeln
- Meisterwurzwein
- Muskatnuß
- Ölige Rebtropfen
- Rainfarn
- Ringelblume
- Salbei
- Schafgarbe
- Schröpfen
- Tannensalbe
- Veilchen
- Wasserlinsenelixier
- Wegerichblätterpackung
- Weinraute
- Weinrebentee
- Weizenpackung
- Wermut
- Zitwer
- Zwergholder

Aderlaß

Beim großen Aderlaß der Schulmedizin und auch bei dem »normalen« Aderlaß der Naturheilkunde wird das Blut meistens aus der »Vena mediana cubuti«, also aus der Vene in der Ellenbeuge, entnommen. Bei diesem »normalen« Aderlaß werden zwischen 250 und 500 ml abgezogen, also bis zu einem halben Liter. Zwischen 5 und 7 Liter Blut hat der Mensch, je nach Größe und Gewicht. Bei asthenischen, also bei schwächlich gebauten und kraftlosen Patienten hält man sich normalerweise etwas zurück und nimmt bei diesen Patienten nicht mehr als ca. 100 ml Blut ab.

Diese 100 ml Blut sind aber fast schon die Höchstmenge, die man beim Aderlaß nach der heiligen Hildegard einer Vene entnimmt, weil man sich hier nach ganz anderen Kriterien richtet.

Aus psychischen Gründen sollte man den Patienten nicht direkt beim Aderlaß zuschauen lassen, da es bei ihm durch die Menge des sichtbar werdenden Blutes zu einem Kreislaufkollaps oder sogar einer Ohnmacht kommen kann.

Reaktionen auf den Aderlaß

Die normale vom Patienten zu spürende Reaktion auf einen Aderlaß ist meist ein allgemeines und recht angenehmes Wärmegefühl im ganzen Körper. Die Patienten werden nach einem großen Aderlaß oft sehr müde und schwach. Wenn dieses der Fall ist, kommt es meist zu kaltem Schweiß auf der Stirn und eventuell auch am ganzen Körper. In der Situation sollte man den Patienten erst noch etwas liegen lassen und ein kreislaufstärkendes Mittel geben. Oft kommt es auch nach dem Aderlaß zu starkem Schlafbedürfnis, dem dann natürlich nachgegeben werden sollte.

Wir sollten eben immer »auf die Stimme unserer Seele hören«, wie uns die heilige Hildegard von Bingen immer wieder sagt, also solch natürlichen Bedürfnissen einfach nachgeben.

Physiologisch kommt es nach dem Aderlaß zu einem verstärkten Einströmen von Gewebeflüssigkeiten in die Blutbahnen. Der Körper möchte natürlich innerhalb kurzer Zeit diesen Flüssigkeitsverlust im fließenden Blut ausgleichen. Man schätzt, daß etwa die vierfache Menge Gewebeflüssigkeit in das Kreislaufsystem fließt, die man entnommen hat. Wenn also ein großer Aderlaß von 500 ml gemacht wurde, fließen ca. 2 Liter Gewebeflüssigkeit in das Kreislaufsystem. Dadurch kommt es dort zu einer Abnahme der Viskosität des Blutes – es wird also dünner und kann dadurch besser fließen – und zu einer Zunahme des Blutsalzgehaltes. Über den Weg der Nieren und der Blase wird durch vermehrte Urinausscheidung und über die Haut durch vermehrtes Schwitzen dieser allerdings innerhalb kürzester Zeit wieder ausgeglichen, so daß bald der alte, ausgeglichene Blutsalzgehalt erreicht wird.

Durch diesen Aderlaß werden natürlich *direkt* und durch die anschließend vermehrten Ausscheidungen ebenfalls *indirekt* jede Menge an Schlackenstoffen und Stoffwechselgiften aus dem Körper ausgeschieden. Durch die danach folgende Anregung der Erzeugung neuer Blutkörperchen zum Ausgleich für die entnommenen wird in dem so entgifteten Körper die ganze Abwehrfunktion sehr stark angeregt.

Bei Patienten, die einen normalen Kreislauf und einen normalen Blutdruck haben, ändert sich dieser Blutdruck – wenn man unter 300 ml Blutentnahme bleibt – kaum.

Bei Patienten mit zu niedrigem Blutdruck – bei Hypotonikern also – besteht leicht die Gefahr eines Kreislaufkollapses. Deshalb sollte man bei diesen Patienten den Aderlaß unbedingt im Liegen machen und möglichst auf einer Bank, an der man bei Bedarf den Fuß-/Bein-Teil hochstellen kann, den Patienten also sofort in Schocklage bringen kann.

Trotzdem ist ein milder Aderlaß, bei dem nicht allzu viel Blut entnommen wird, gerade bei *solchen* Patienten immer von großem Vorteil für den Allgemeinzustand und zur Verbesserung der augenblicklichen Erkrankungen.

Von Patienten mit erhöhtem Blutdruck – also bei Hypertonikern – wird ein Aderlaß sofort als eine Wohltat empfunden. Der Druck im Kopf und im übrigen Körper läßt fast schlagartig nach, der Blutdruck sinkt meßbar um 30 bis 40 mm Quecksilbersäule, in Fällen von extrem erhöhtem Blutdruck oft noch viel mehr. Der Blutdruck bleibt auch in den meisten Fällen über einen längeren Zeitraum – oft für Tage und Wochen – auf einem niedrigeren Niveau und die Patienten fühlen sich meist sehr wohl.

Aderlaß

Hier muß man aber dem Verlangen der Patienten immer noch mehr Blut zu entziehen, weil sie sich dadurch so wohl fühlen, energisch abblocken. Auch hier ist »Weniger – Mehr«, wie man so schön sagt und auch ein hildegardischer Aderlaß mit geringeren Mengen Blutentzug bringt sehr viel und wenn er zum genau richtigen Zeitpunkt gemacht wird, hilft er sogar viel mehr bei geringerer Menge, als der große Aderlaß zum falschen Zeitpunkt.

Der Aderlaß nach der heiligen Hildegard unterscheidet sich ganz wesentlich von dem Aderlaß, der sowohl in Naturheilpraxen, als auch von der Schulmedizin gemacht wurde und wird.

Der »alte« Aderlaß, wie er bis in unser Jahrhundert hinein von den Ärzten durchgeführt wurde, war so radikal, daß nicht wenige Patienten regelrecht ausgeblutet wurden und nicht selten an den Folgen dieses radikalen Aderlasses starben. Deshalb ist er in Verruf gekommen und geriet dann fast völlig in Vergessenheit. Nur in naturheilkundlich orientierten Praxen wurde er noch mäßig durchgeführt und so geriet die Praxis des Aderlasses nie ganz in Vergessenheit.

Beim Aderlaß nach der heiligen Hildegard gelten ganz andere Kriterien: Hier wird nur ganz wenig, aber sehr gezielt zur Ader gelassen und auch nur an ganz bestimmten Tagen, je nach dem Stand des Mondes.

Die Mengen beträgt zwischen 20 ml und höchstens 150 ml. Man muß als Therapeut genau auf die Farbe des langsam herausfließenden Blutes achten; wenn das anfangs dunkle Blut hell wird, sollte man sofort aufhören. Betonen möchte ich hier auch noch einmal das »Herausfließen«. Es wird also nicht mit Zug eines Kolbens der Spritze oder gar mit der Vakuumflasche herausgezogen, sondern es sollte ganz einfach aus der angestochenen Vene herausfließen. Das ist von größter Wichtigkeit, da es beim Herausziehen durch die Verwirbelungen und die starke Sogwirkung zu ganz anderen Qualitäten kommt. Die heilige Hildegard von Bingen schreibt zum Aderlaß, daß wir die »Ader mit einem Messerchen anschneiden sollen«, dann würde das Blut herausfließen. Heute würde sie sicherlich wie wir in der Praxis eine Venüle nehmen.

Das zweite, wichtige Kriterium bei diesem Hildegardischen Aderlaß ist der Zeitpunkt der Entnahme:

»*Er soll bei abnehmendem Monde zur Ader lassen, also am ersten Tage, wenn der Mond anfängt abzunehmen, oder am zweiten, dritten, vierten, fünften oder sechsten Tage, und dann nicht mehr, weil ein früherer oder späterer Aderlaß nicht soviel Nutzen bringen wird,*« schreibt die heilige Hildegard in ihrem Buch »Ursachen und Behandlungen von Krankheiten«.

Des weiteren schreibt sie, daß der Patienten noch nüchtern sein und daß er sich auch noch nicht allzu sehr bewegt haben sollte, damit »*das Blut noch nicht in Wallung geraten sei*«.

Jeder Patient mit chronischen Erkrankungen merkt meist sogar schon *während* dieses Aderlasses, daß die Schmerzen nachlassen. Auch die Patienten mit Kopfschmerzen und Migräne empfinden den milden Aderlaß nach der heiligen Hildegard durch die Ausleitung der »Schadstoffe« auf direktem Wege als sehr wohltuend. Sie fühlen sich sofort erleichtert, auch wenn sie zu diesem Zeitpunkt gerade keine akuten Schmerzen haben. *Wenn* sie aber Schmerzen haben, lassen diese noch während die Nadel in der Vene steckt nach und verschwinden in manchen Fällen sogar ganz.

Es wird auch von der heiligen Hildegard noch genau aufgeführt wer, wie oft zur Ader gelassen werden kann und wie hoch die Menge sein sollte.

Aderlaß-Tabelle

Lebensalter	beim Mann	bei der Frau	wie oft
Ab 12. – 15. Lbj. nur wenn nötig*	10 – 12 ml	10 – 12 ml	1 x jährlich
ab 15. – 30. Lbj. nur wenn nötig*	60 – 150 ml	60 – 150 ml	alle 3 Monate
ab 30. Lbj. normal	60 – 150 ml	60 – 150 ml	alle 3 Monate
bei Schwäche	40 – 50 ml	40 – 50 ml	alle 3 Monate
ab 50. – 80. Lbj.	30 – 80 ml		1 x jährlich
bei Schwäche	20 – 25 ml		1 x jährlich
ab 50. – 100. Lbj.		30 – 50 ml	1 x jährlich
bei Schwäche		20 – 25 ml	1 x jährlich

* »nur wenn nötig« heißt, wenn es eine Krankheit erforderlich macht, daß ein Aderlaß vorgenommen werden müßte.

Ausführliche Angaben zum Hildegardischen Aderlaß finden Sie in meinem Buch »Hl. Hildegard – Rheuma ganzheitlich behandeln«.

Akelei

Die heilige Hildegard von Bingen schreibt von der Akelei u. a.:

»Ein Mensch, in dem die Skrofeln wachsen, esse rohe Akelei, und die Skrofeln nehmen ab. Wer viel Schleim auswirft, beize Akelei in Honig und esse sie oft,

und der Schleim nimmt ab, und sie reinigt ihn. Und wer Fieber hat, zerstoße Akelei, seihe ihren Saft durch ein Tuch, gebe Wein bei und trinke es oft, und es wird ihm besser gehen.«

Unter »Skrofeln« versteht die heilige Hildegard Anschwellungen von Lymphknoten am Hals und am Hinterkopf. Im Fall einer Erkrankung werden die rohen Blätter der Akelei (Herba Aquilegiae vulgaris) gegessen. Auch das Pulver aus den getrockneten Blättern ist ein großes Hals-Lymph-Heilmitteln. Diese meist schmerzlosen Lymphdrüsenschwellungen sind oft die Folge einer Infektion im Kopfbereich, besonders nach Zahnvereiterungen, Mittelohrvereiterungen (Otitis media), Mandelentzündungen (Tonsillitis), kommen aber auch nach einer Gürtelrose (Herpes zoster) oder dem einfachen Bläschenausschlag (Herpes simplex) vor. Alle diese Krankheiten können in der Folge auch Kopfschmerzen oder Migräne auslösen und man kann hier mit der Akelei gut an die oder eine der Grundursachen gehen.

Die Patienten sollten im Sommer täglich 1 frisches Akeleiblatt z. B. in den Salat gemischt essen. Wer die Blätter nicht mag, oder wenn sie nicht zu erwerben sind, weil er keine Akeleipflanzen zur Verfügung stehen hat oder auch im Winter, kann man sich mit dem Akeleipulver behelfen. Täglich 1 Teelöffel voll mit dem Essen verzehren, aber *nicht* mitkochen, sondern erst an das fertige Essen geben. Einen Monat lang gemacht, dann 2 bis 3 Monate Pause, wieder einen Monat nehmen, usw.

Bei Verschleimungen gibt man das Akeleipulver in Honig und nimmt es in der Form ein; bei Fieber kann man frischgepreßten Akeleisaft in Wein geben.

Aloe

Die heilige Hildegard schreibt zur Aloe u. a.:

»Der Saft dieses Krautes ist warm und hat große Kraft. Und wenn ein Mensch starke tägliche Fieber im Magen hat, mache er einen Hanfumschlag mit Aloe und lege es auf seinen Magen und auf seinen Nabel, und das Fieber wird weichen. Denn der Geruch dieses Saftes stärkt den Menschen innerlich, ermüdet aber dennoch den Kopf, aber die Ermüdung, die im Kopf des Menschen ist, reinigt ihn.«

Mit »Fieber im Magen« meint die heilige Hildegard das, was wir heute als Allergien bezeichnen. Bei diesem Aloeumschlag ist unbedingt zu beachten, daß wir nicht irgendein Tuch nehmen, sondern wirklich ein Hanf-, oder ein reines Leinentuch, ohne synthetische Fasern.

Aloekörner erhalten Sie in der Apotheke. Für die Herstellung eines Aloeumschlags löst man die Körner in Wasser auf und tränkt mit diesem Aloewasser den Umschlag.

»Wer Gelbsucht hat, lege Aloe in kaltes Wasser, und morgens sowie wenn er schlafen geht, trinke er es, und dies tue er drei- oder viermal, und er wird geheilt werden.«

Bei einer Gelbsucht sollte man diese Vorgehensweise aber erst mit seinem Arzt absprechen. Manchmal kommt eine Gelbsucht durch einen Verschluß der Gallenwege durch einen Stein. Dann ist dieses Verfahren nicht angezeigt. Wie Dr. Hertzka schon in seinem Buch »So heilt Gott« schrieb, sind mit dieser Methode 9 von 10 Fälle innerhalb kurzer Zeit heilbar und die Praxis hat bewiesen, daß diese Methode erfolgreich ist.

Man braucht dazu 4 – 5 x ca. $1/2$ Gramm Aloepulver, das in einem Glas Wasser verrührt, $1/2$ Tag stehen gelassen wird. Dann wird einfach, vorsichtig, ohne aufzurühren das Wasser darüber weggetrunken. Den Morgentrunk rührt man abends an, den Abendtrunk morgens. Man nimmt diese Trunks solange, bis die Gelbsucht zurückgegangen ist, ca. 4 – 5 mal.

Da eine Gelbsucht eine massive Stauung der Leber und der Galle ist, die auch Kopfschmerzen oder Migräne auslösen kann, kann man hier mit dieser Therapie oftmals sehr gut helfen (siehe auch unter »Galgant« das »Galgant-Aloe-Pulver«)

Apfelbaum

Die heilige Hildegard von Bingen schreibt u. a. über ihn:

»Wer durch eine Leber- oder Milzschwäche oder von üblen Säften des Bauches, des Magens oder von Migräne im Kopf leidet, der nehme die ersten Sprossen, also die Knospen, des Apfelbaumes, lege sie in Baumöl und wärme sie in einem Gefäß an der Sonne. Und abends, wenn er schlafen geht, salbe er den Kopf mit diesem Öl und er tue dies oft und er wird sich besser im Kopf befinden.«

Hier weist die heilige Hildegard also ausdrücklich auf den Zusammenhang zwischen den inneren Organen und der Migräne hin und gibt auch gleich ein Heilmittel dafür an, das in Hildegard-Kreisen berühmt geworden ist.

Apfelknospenöl

Man verwendet es zur Therapie von Kopfschmerzen oder Migränen, die eine organische Ursache haben. Es wirkt sich regulierend auf die betroffenen Organe und damit natürlich auch auf die von dort ausgehenden Schmerzen aus.

Das Apfelknospenöl besteht aus Olivenöl (von der heiligen Hildegard als »Baumöl« bezeichnet). Eine helle und durchsichtige Flasche füllt man etwa zu $3/4$ mit reinem Olivenöl und gibt im Frühjahr dann soviel frischgepflückte Apfelblütenknospen dazu, bis die Flasche voll ist. Diese Flasche mit Inhalt setzt man dann ca. 1 bis 3 Wochen lang – je nach Sonnenintensität – der prallen Sonne aus. Jeden 2. bis 3. Tag wird sie einmal kräftig durchgeschüttelt. Das Öl wird dann abgeseiht und in eine andere saubere Flasche gefüllt. Niemals sollte man dabei die öligen Apfelknospen auspressen.

Dieses Apfelknospenöl riecht und schmeckt nicht sehr gut, da es durch diese intensive Sonnenbestrahlung leicht ranzig geworden ist. Aber es scheint so, daß gerade durch die intensive Sonneneinstrahlung an dieses Öl bestimmte Stoffe aus den Apfelblütenknospen übergehen, die sich auf die Organe und damit auch auf die Migräne positiv auswirken. Es hat sich in der Praxis bei vielen Patienten schon bestens bewährt.

Nach Dr. Hertzka sollte dieses Apfelknospenöl nach dem Abseihen ca. 4 bis 6 Wochen lang kurmäßig nicht nur eingerieben – wie es uns die heilige Hildegard empfiehlt – sondern sogar eingenommen werden. Dr. Hertzka schreibt in seiner »Kleinen Hildegard-Apotheke«, daß der Migränepatient morgens noch nüchtern 1 Eßlöffel voll und am Abend kurz vor dem Schlafengehen nochmals dieselbe Menge einnehmen sollte.

Somit benötigt man für eine solche »4-Wochen-Migräne-Frühjahrskur« – wenn man den Inhalt eines Eßlöffel mit ca. 15 bis 20 ml ansetzt – ca. 1 Liter Apfelknospenöl. Für eine Kur von 6 Wochen ca. $1^{1}/_{2}$ Liter. Abends vor dem Schlafengehen sollten Sie sich zusätzlich den Kopf mit diesem Öl einreiben und mit einem Tuch umwickeln. Sie müßten sich dann morgens Ihre öligen Haare waschen.

Wenn die beschriebene Dosis zum Einnehmen für den einzelnen Patienten zu hoch sein sollte, entwickelt er sofort eine ganz natürliche Abneigung, bzw. sogar einen Ekel dagegen. Dann empfiehlt es sich, die Mittel nicht einzunehmen, denn jeder sollte »auf die Stimme seiner Seele hören, wenn er gesunden möchte«. In solchen Fällen braucht man dann nur den Kopf mit diesem Öl abends einreiben. Hierfür reicht natürlich ein Bruchteil der angegebenen Menge.

Man kann den Geschmack, den Geruch und die Wirkung des Öles verbessern, indem man einige Tropfen reines Rosenöl hinzugibt.

Weiter schreibt die heilige Hildegard über den Apfelbaum:

»*Die Frucht dieses Baumes ist zart und leicht verdaulich. Roh gegessen schadet sie gesunden Menschen nicht, dem Kranken aber schadet sie. Die gekochten und gebratenen Äpfel aber sind sowohl für Kranke als auch für Gesunde gut zu essen. Auch wenn sie alt und runzelig werden, wie es im Winter geschieht, sind sie roh für Kranke und Gesunde gut zu essen.*«

Die Migränepatienten sollten also keine glatten und frischen Äpfel essen. Oft habe ich schon in den Aufzeichnungen meiner Migränepatienten gelesen, daß sie in den Stunden vor dem Anfall einen Apfel gegessen hatten. Auf meine Befragung hin mußten sie zugeben, daß dies ein »wunderschöner, praller Apfel« war.

Wenn sie einen alten und schon schrumpeligen Apfel gegessen hätten, wäre ein Anfall sicher nicht aufgetreten. Ich empfehle sowieso meinen Patienten, daß sie – wenn sie Appetit auf einen Apfel haben – diesen auseinanderschneiden sollten und mit etwas Wasser dünsten sollten. Kräftig Zimt darüberstreuen und schon ist eine gesunde Delikatesse fertig, die keinem Patienten mit Kopfschmerzen oder Migräne schaden kann.

Zimt reinigt den Körper innerlich. Deshalb sollten diesen Zimt auch vor allem alle Diabetiker oft essen, da er zur Einregulierung der Bauchspeicheldrüse äußerst wichtig ist.

Wenn neben dem Apfelknospenöl noch andere Mittel genommen oder andere Therapien durchgeführt werden, lasse ich meine Patienten nur das Öl einreiben und nichts davon einnehmen. Es wird sonst zuviel der Therapie.

Birnbaum

Unter diesem Stichwort schreibt die heilige Hildegard u. a.:

»*Die Frucht des Baumes ist schwer und gewichtig und herb; und wenn sie jemand roh zu reichlich ißt, verursacht sie Migräne im Kopf und macht die Brust dämpfig.*«

Wenn jemand zu Kopfschmerzen oder Migräne oder auch zu Stauungen im Lungenbereich mit Husten neigt, sollte er rohe Birnen möglichst meiden. Sie werden vorhandene Beschwerden verstärken, bzw. unterschwellig lauernde Beschwerden sogar auslösen.

Die heilige Hildegard empfiehlt:

»*Wer Birnen essen will, soll sie im Wasser kochen oder am Feuer braten; die gekochten sind aber besser als die gebratenen.*«

Birnbaum

»Nimm Birnen, zerschneide sie, wirf ihre Kerne weg, koche sie in Wasser und zerquetsche sie. Nimm dann Bärenwurz und weniger Galgant als Bärenwurz, weniger Süßholz als Galgant und weniger Pfefferkraut als Süßholz. Wenn du keine Bärenwurz hast, nimm Fenchelwurzel, pulverisiere sie und mische dieses Pulver zusammen, gebe es in mäßig erwärmten Honig, füge die vorgenannten Birnen bei und mische es unter heftigem Rühren zusammen. Gebe es in eine Büchse und iß täglich nüchtern 1 kleinen Löffel davon. Das ist die beste Latwerge und kostbarer als das reinste Gold, weil es die Migräne wegnimmt und die Dämpfigkeit mindert, welche die rohen Birnen in der Brust des Menschen verursachen.*

Und alle üblen Säfte, die im Menschen sind, vernichtet sie und reinigt den Menschen so, wie ein Geschirr vom Schmutz gereinigt wird.«

Die rohen Birnen schaden dem Migränepatienten, die gekochten Birnen aber zusammen mit den Gewürzen, also der »Birnhonig«, reinigt ihn. Hier beschreibt die heilige Hildegard also ein ideales Migränemittel, das sich auch schon vielfach in den verschiedenen Hildegard-Praxen bewährt hat.

Der Birnhonig ist also einsetzbar bei
- Migräne und Kopfschmerzen aller Art,
- bei Atembeschwerden und Lungenerkrankungen und
- zur allgemeinen Reinigung des ganzen Körpers.

Sie können ihn selbst herstellen oder ihn über einen Hildegard-Vertrieb kaufen:

Das Rezept für Birnhonig:
Bärwurzpulver	28,0 g
Galgantpulver	26,0 g
Süßholzpulver	24,0 g
Mauerpfefferpulver	22,0 g

Aus diesen Pulvern mischt Ihnen der Apotheker ein Pulver.
Dann nehmen Sie

große Birnen	5 bis 6 Stück
reinen Bienenhonig möglichst direkt vom Imker.	250,0 g

Die Birnen werden *mit* der Schale aber *ohne* die Kerne in Stücke geschnitten und in wenig Wasser weich gekocht. Das Kochwasser abgießen und den Rest der Birnen im Mixer zerkleinern.

Den Honig im Wasserbad auf 30 bis 32 Grad Celsius erwärmen, damit er dünnflüssig und geschmeidig wird. Dann erst das Pulver und danach das Birnenmus einrühren. Diesen fertigen Birnhonig in Schraubgläser im Kühlschrank aufbewahren.

Dosierung:

Täglich nüchtern 1 kleinen Löffel. Die Einnahme muß über einen längeren Zeitraum erfolgen, also über mehrere Monate ohne Unterbrechung.

Da wir aber heute diese Zeit nicht mehr haben oder angeblich nicht mehr haben, empfiehlt Dr. Hertzka, damit wir der Krankheit schneller zu Leibe rücken, die weiter unten stehenden höhere Dosierung. Diese Dosierung habe sich bei ihm und auch in anderen Praxen gut bewährt. Ich verordne diese hohe Dosierung aber nur, wenn sie als *alleinige* Therapie gegeben wird. Im Zusammenhang mit anderen Therapien halte ich mich strikt an die heilige Hildegard von Bingen:

Morgens nüchtern 1 Teelöffel voll einnehmen.

Die höhere Dosierung als alleinige Therapie:

Morgens nüchtern	1 Teelöffel
Nach dem Mittagessen	2 Teelöffel
Abends, schon im Bett	3 Teelöffel

Es ist sehr wichtig, daß diese letzte Einnahme wirklich die letzte Tätigkeit ist, die Sie an diesem Tag machen.

Ich sage zu meinen Patienten: Auf dem Bettrand sitzend diese letzte Dosis einnehmen, umfallen lassen und schlafen!

Zur allgemeinen *Reinigung* reicht es, wenn Sie diese Kur ca. 2 – 3 Wochen lang durchziehen.

Bei migräneartigen Kopfschmerzen, aber auch bei allen Beschwerden im Atemwegsbereich, sollten Sie eine Kur zwischen 2 und 4 Monaten durchführen.

Diese lange Kur sollte man logischerweise im Herbst beginnen, damit man auch das nötige »Rohmaterial«, d. h. möglichst ungespritzte, reife Birnen, in ausreichender Menge bekommen kann.

Gesundheit ist also eßbar, die heilige Hildegard von Bingen beweist es uns!

Dinkelspelzkissen

In der Hildegard-Heilkunde wird der Dinkel als *das* Lebensmittel überall als Basismittel in der Ernährung mit eingesetzt. Aber nicht nur das Korn, sondern auch die Dinkelspelzen sind für die Gesundheit des Menschen mit einsetzbar.

Die Doppelspelzen, in die das Dinkelkorn in der Ähre eingebettet ist, haben sich im Laufe der letzten Jahre als sehr segensreich erwiesen. Vor allem findige Hildegard-Anhängerinnen habe daraus – nach uralten Vorbildern – Kopfkissen, Unterbetten und Matratzen gefertigt.

Früher war es – besonders auf dem Land – üblich, daß man auf einer Strohmatratze schlief. In Gegenden, in denen Dinkel angebaut wurde, nahm man stattdessen den Dinkelspelz für diese Füllungen.

Dieser Dinkelspelz wurde vor dem Einfüllen einige Male ohne irgendwelche Zusätze gewaschen und an der Sonne getrocknet, damit der Staub und Schmutz entfernt wurde. Dieses Verfahren wendet man heute auch wieder an; dieses ist von Bedeutung vor allem für Menschen, die unter der weitverbreiteten Stauballergie leiden. Bei der Herstellung von Dinkelkissen jeder Art ist das besonders zu beachten. Ebenfalls ist wichtig, daß nur reine Naturprodukte für die äußeren Hüllen der Kissen und Matratzen verwendet werden, also nur reines Leinen, reine Baumwolle oder reine Seide. In manchen Fällen werden auch Mischungen aus diesen Grundstoffen verwendet, aber immer *ohne* den Zusatz irgendwelcher Kunststoffe.

Die Dinkelkissen werden so locker gefüllt, daß sich die Spelzen darin noch etwas verteilen und sich so immer den Gegebenheiten des Nackens und des Kopfes anpassen können. So kann der Schläfer völlig entspannt darauf liegen und schon vorhandene Spannungen in diesem Bereich verbessern sich merklich. Diese Eigenschaften der Dinkelkissen sind in besonderem Maße wichtig für Patienten, die unter Kopfschmerzen oder Migräne leiden.

Für Dinkelunterbetten wird eine Schicht Dinkelspelz locker in einen dem Bett entsprechend großen Sack gefüllt und dieser dann in kleinen Quadraten abgesteppt, in denen dann die gleiche Dinkelspelzfüllung vorhanden ist. Dadurch wird erreicht, daß der Dinkelspelz sich nicht in einer Ecke zusammenschiebt. Dadurch ist auch eine gleichmäßige Polsterung und eine Abschirmung gegen Erdstrahlen und Elektrosmog von unten gewährleistet.

Die Dinkelmatratzen werden relativ stramm gefüllt, da sie eben die ganze Fläche voll polsternd abdecken müssen. Dazu gehört aber auch ein entsprechendes Bett – natürlich möglichst aus Naturholz –, das an den Rändern so hoch ist, daß die Dinkelmatratze nicht über den Bettenrand hochragt. Also ein richtig »altmodisches« Bett aus Vollholz, wie es heute im Bio-Möbelbereich wieder angeboten wird, eine richtige »Bettstatt«, wie man früher sagte.

Bei trockenen, sonnigen und etwas windigem Wetter sollte man die Dinkelkissen, Matratzen und Unterbetten so oft wie möglich ins Freie hängen.

Dadurch werden die abgefangenen Strahlen teilweise wieder abgegeben, die Dinkelspelzen können sich mit frischem Sauerstoff wieder auffüllen und so wird auch die Lebensdauer der Dinkelspelzerzeugnisse verlängert. Normalerweise sollte man den Dinkelspelz alle 2 bis 3 Jahre völlig austauschen. Oft gelüftete Dinkelspelzerzeugnisse halten aber auch 5 bis 6 Jahre und länger.

Man kann besonders die Kissen in den verschiedensten Formen anfertigen. Sie reichen vom ganz normalen Kissen bis zum doppelhornartigen Nackenkissen, das man sich beim Liegen unter den Kopf um den Hals legt.

Die Dinkelspelzen wirken in zweifacher Hinsicht:

- Abschirmend gegen alle schädlichen Strahlen, sowohl aus der Erde, als auch aus dem Elektrosmog, da sich erfahrungsgemäß diese Strahlen im Spelz ansammeln und erst nach längerer Zeit wieder abgegeben werden.
- Abpolsternd durch die Luftfüllung und Elastizität der Doppelspelzen. Dadurch wirken sie schmerzlindernd, entkrampfend, beruhigend und damit natürlich auch schlaffördernd.

Durch diese Eigenschaften wirken sich Kissen, Matratzen und Unterbetten aus Dinkelspelz sehr positiv bei allen rheumatischen Erkrankungen, wozu alle Wirbelsäulenbeschwerden und Neuralgien gehören, aus. Aber auch bei allen Arten von Migräne und Kopfschmerzen sollten solche Kissen als unterstützende Maßnahme mit eingesetzt werden, da ihre Verwendung durch die Entspannung in der Nacken-Schulter-Partie sich ebenfalls entkrampfend und durchblutungsfördernd auf den ganzen Kopf auswirken.

Diptampulver

Bei Nierenerkrankungen, besonders bei Nierengrieß oder Nierensteinen, aber auch bei ähnlichen Erkrankungen im Gallenbereich – also auch bei allen Kopfschmerzen und Migränen, die mit diesen Organe im Zusammenhang stehen – ist das Diptampulver ein äußerst hilfreiches Mittel.

Hier sollten Sie zweimal pro Tag 1 bis 2 Messerspitzen Pulver mit einem Stückchen Weißbrot essen oder mit einer Mischung von Weinessig und Honig einnehmen. Bei entsprechender Veranlagung und auch bei entsprechenden Nierenkopfschmerzen oder einer Nieren-Migräne sollte man die Einnahme kurmäßig 6 bis 8 Wochen lang machen. Das Diptampulver, so regelmäßig eingenommen, löst die Steine aus den Organen und treibt sie aus. Bei größeren Steinen wirkt dies nicht! Deshalb sollte man *vor* einer solchen Therapie mit Ultraschall oder ähnlichen Untersuchungsverfahren dies abklären lassen.

Man kann aber – trotzdem die großen Steine damit nicht ausgetrieben werden – dieses Mittel nehmen, da es in diesem Fall nur die kleineren Steine und vor allem den Grieß aus dem Körper holt, ohne *so* intensiv zu wirken, daß die großen Steine eine Kolik auslösen. Im Gallenbereich werden damit auch die durch eingedickte Galle abgelagerten Verseifungen aus den ableitenden Gallengängen gelöst und ausgeschwemmt. Dadurch wird die Neigung zu Koliken enorm vermindert und die Bereitschaft des Körpers zu Kopfschmerzen und Migräne reduziert.

Voraussetzung für diesen Erfolg ist natürlich wieder, daß die entsprechende Menge Flüssigkeit dem Körper zugeführt wird. Ohne die nötige »Betriebsflüssigkeit« kann auch das beste Medikament nicht helfen.

Sie können dieses Pulver ebenfalls mit reinem Weinessig und mit flüssigem Honig vermischen und morgens nüchtern etwas davon einnehmen. Das Pulver auf Brot und diese Mischung helfen ferner bei Herzschmerzen und Arteriosklerosen.

Espe (Pappel)

Die heilige Hildegard von Bingen schreibt u. a. von der Espe (Pappel):

»Die Espe ist warm und bezeichnet das Übermaß. Wer Gicht oder einen kalten Magen hat, nehme die grüne Rinde der Espe und das äußere Holz außer dem inneren Herz des Stammes. Er schneide dies in kleine Stücke und koche sie in Wasser. Dann gieße er dieses Wasser mit den Hölzern in ein Faß und bade darin. Und dies tue er oft, und die Gicht wird von ihm weichen und der kalte Magen wird warm, und alles wird besser gehen.«

Wer also unter den typischen Symptomen eines »kalten Magens«, also einer Magenschleimhautentzündung (Gastritis) mit den entsprechenden Kopfschmerzen im Schläfenbereich leidet, dem verschafft dieses Bad aus der Abkochung von Espenrinde und Espenholz merkliche Besserung. Das Bad sollte am besten am Abend genommen werden, in der Temperatur so, wie es für Sie am angenehmsten ist und auch von der Dauer so lange, wie Sie sich darin wohlfühlen. Danach sollten Sie unbedingt sofort ins Bett gehen und schlafen.

Patienten, die mit einer Schilddrüsenüberfunktion zu tun haben, sollten dieses Bad aber nicht am Abend, sondern morgens oder am frühen Nachmittag machen, weil sie sonst nachts schlechter schlafen können. Das Bad regt sie sonst zu sehr an.

»Nimm auch im Mai die Rinde dieses Baumes und sein äußeres Holz, schneide es in kleine Stücke, zerstoße sie in einem Mörser und drücke den Saft aus. Füge diesen Saft anderen Salben, die du bereitest, zu und sie wirken umsomehr gegen alle Krankheiten, die den Menschen plagen im Kopf, Rücken, Lenden, Magen und den übrigen Gliedern, weil sie die schlechten Säfte unterdrücken.«

Hier wird also auch die Espenrinde und das äußeres Holz im Mai gesammelt, am besten kurz vor Vollmond, weil es dann saftiger ist. Das Holz und die Rinde in kleinste Stücke schneiden oder sogar fein raspeln, in sehr wenig Wasser einlegen und stehen lassen, den Saft am nächsten Tag auspressen und diesen Saft anderen Salben zufügen. Diese Methode verstärkt die Wirkung aller Salben.

Da alle die vorher aufgezählten Erkrankungen auch mit Kopfschmerzen oder Migräne zusammenhängen können, wäre die Espe also auch zu den Heilmitteln bei diesen Erkrankungen mitzurechnen.

Edelkastanien

Hier ist *nicht* die Roßkastanie (Aesculus hippocastanum) gemeint, sondern die Edelkastanie (Castanea sativa). Nur diese Edelkastanie wird in der Hildegard-Heilkunde für Heilzwecke verwendet.

Gerade bei Kopfschmerzen und Migräne ist die Entgiftung über die Haut äußerst wichtig. Der »Dreck« der Stoffwechselschlacken, der sich im Unterhautgewebe abgesetzt hat, kann über die Haut teilweise ausgeschieden werden und so nicht mehr über die Head'schen Zonen (siehe diese) die auslösenden Organe für diese Erkrankungen negativ beeinflussen. Hier setzt man als ideales Mittel in der Hildegard-Heilkunde den

Edelkastanien-Sauna-Aufguß

ein. Die heilige Hildegard empfiehlt ihn besonders allen Rheumatikern und Gichtkranken, da diese meist besonders jähzornig sind, was wiederum die Galle belastet. Durch diesen Saunaaufguß, den man ebenso als Badezusatz für die Wanne verwenden kann, wird dieser Jähzorn gemildert und die Galle/Leber entlastet.

Die heilige Hildegard schreibt im Kapitel »Edelkastanienbaum« in ihrer Heilkunde zu diesem Saunaaufguß und dem Badezusatz:

»Was in ihm ist und auch seine Frucht ist nützlich gegen Schwäche, die im Menschen ist. Der Mensch, der gichtkrank ist und daher jähzornig, weil die

Edelkastanien

Gicht immer mit dem Zorn einhergeht, koche Blätter und Schalen der Frucht in Wasser und mache damit oft ein Dampfbad, und die Gicht in ihm wird weichen und er wird einen milden Sinn haben.«

Patienten, die Kopfschmerzen oder Migräne haben und dabei auch noch Rheuma oder Gicht sollten ab und zu kurmäßig 10 Saunabäder mit diesem Aufguß machen, zweimal pro Woche. Manche behaupten, daß Sauna wegen dem starken Wechsel zwischen Hitze und Kälte für Migränepatienten nicht gut sei. Meine Erfahrungen mit meinen Patienten sind hier aber äußerst positiv. Da nicht jeder Patient in die Sauna geht, verordne ich oftmals stattdessen mit diesem Aufguß 5 Wochen lang zwei Vollbäder pro Woche zu machen.

Diese Möglichkeit wirkt wohl nicht ganz so gut, wie die Sauna, aber wenn die Patienten hinterher noch warm in Tüchern eingepackt einige Zeit liegen bleiben, kann auch dieses Bad eine Besserung von den Kopfbeschwerden und den rheumatischen Beschwerden bringen.

Die heilige Hildegard schreibt zum Kastanienbaum:

»Ein Mensch, der aus seinem Holz einen Stock macht und ihn in seiner Hand trägt, so daß diese dadurch warm wird, dem werden aus dieser Erwärmung die Adern und alle Kräfte des Körpers gestärkt.«

Bei Kreislaufschwächen mit Kopfschmerzen und bei Venenleiden sollte man einen Spazierstock aus Edelkastanienholz benutzen.

»Auch der Mensch, dem das Gehirn infolge Trockenheit leer ist und daher schwach im Kopf ist, koche die Fruchtkerne dieses Baumes in Wasser und füge nichts anderes hinzu, und wenn das Wasser ausgegossen ist, soll er sie oft nüchtern und nach dem Essen nehmen, und sein Gehirn wächst und wird gefüllt, seine Nerven werden stark und so wird der Schmerz im Kopf weichen.«

Bei allen Arten von Kopfschmerzen, Migränen, Konzentrationsstörungen und »Leere im Kopf«, wie oftmals meine Patienten sagen, sollten Sie häufig gekochte Kastanien essen.

Im Fall der Alzheimer-Krankheit, bei der die normale Funktion des Gehirns langsam aber sicher zerstört wird, konnte man mit der Edelkastanie zumindest das Fortschreiten der Erkrankung etwas abbremsen.

Deshalb wäre es zumindest einen Versuch wert, wenn man die Edelkastanien auch Menschen geben würde, die mit BSE, dem Rinderwahnsinn, infiziert worden sind. Es kommt bei dieser Erkrankung innerhalb kurzer Zeit zu einer tödlichen Zersetzung des Gehirns, gegen die es im Moment noch keinerlei Heilmittel gibt. Nach der Aussage der heiligen Hildegard von Bingen wirkt die

Edelkastanie aufbauend auf das Gehirn. Warum sollte es dann nicht einer Zersetzung entgegenwirken?

»*Wer im Herzen Schmerzen hat und traurig wird, esse oft die rohen Kerne. Dies gießt seinem Herzen einen Saft wie Schmalz ein, und er wird an Stärke zunehmen und seinen Frohsinn wieder finden.*«

Bei Herzschmerzen, Herzentzündungen oder bleibenden Herzbeschwerden, bei verlorener Leistungsfähigkeit und Depressionen sollten die rohen Edelkastanien gegessen werden.

»*Wer an der Leber Schmerzen hat, zerquetsche oft die Kerne, lege sie so in Honig und esse sie oft mit diesem Honig, und seine Leber wird gesund werden.*«

Der Edelkastanienhonig ist ein Bienenhonig, in den ca. 20 % Kastanienmehl eingerührt wurde. Man kann sich diesen Honig genauso sehr leicht selbst herstellen. Von diesem Honig sollte man mindestens 2 Monate lang zweimal am Tag je 1 bis 2 Eßlöffel voll einnehmen. Es wirkt selbst bei chronischen Leberleiden bessernd bis ausheilend. Die Einnahme verbessert alle Blutwerte und chronische Leber-Kopfschmerzen und -Migränen werden positiv beeinflußt, manchmal gehen sie auch mit Hilfe dieses Edelkastanienhonigs ganz zurück.

»*Wer Schmerzen an der Milz hat, brate die Kerne am Feuer und esse sie oft warm und die Milz wird warm und strebt nach völliger Gesundheit.*«

Die heißen Maroni, die ab September, wenn die Edelkastanien im Süden Europas reif sind, überall frisch angeboten werden, sollte man sich nicht entgehen lassen. Sie wirken stabilisierend auf die Milz, einem der wichtigsten Organe für die gesamte Abwehr und entgiftet auch das Herz, z. B. von Toxinen, die nach einer überstandenen Infektion das Herz geschädigt haben.

»*Wer Magenschmerzen hat, koche die Kerne stark in Wasser und zerkleinere sie im Wasser zu Brei, mische in einer Schüssel etwas Dinkelfeinmehl mit Wasser und gebe zu diesem Mehl Süßholzpulver und etwas weniger Pulver der Wurzel von Engelsüß und koche es nochmals mit den genannten Kernen, bereite ein Mus und esse es und es wird den Magen reinigen und ihn warm und kräftig machen.*«

Das Rezept:
2–3 Eßlöffel Edelkastanienmehl
2–3 Eßlöffel Dinkelfeinmehl
1 Eßlöffel Süßholzpulver
1 Teelöffel Engelsüßpulver

Fertiges Edelkastanienmehl ist einfacher zu verarbeiten, als die Kerne zu kochen und zu zerstoßen oder zu zerquetschen.

Die obigen Zutaten werden in Wasser mit Gewürzen nach eigenem Geschmack zu einem Brei oder einer Suppe gekocht. Man kann die Suppe salzig und mit Galgant, Bertram und Quendel zubereiten, Gewürzen und Kräutern nach eigenem Geschmack oder auch mit etwas Honig abschmecken.

Sie wirkt ausheilend auf den Magen, die Bauchspeicheldrüse und die Leber-Galle und ist ein »Medikament«, das durch kein anderes zu ersetzen ist. Da es auf diese Organe ausheilend wirkt, sollte es auch bei allen Kopfschmerzen und Migränen, die mit diesen Organen in Verbindung stehen, genommen werden.

Deshalb wäre zu ihrem eigenen Vorteil, wenn *jeder* Patient mit Kopfschmerzen und Migräne diese Morgensuppe mindestens 2 Monate ohne Unterbrechung zu sich nehmen würde. Dann sollte er eine ebensolange Pause einlegen, um danach wiederum 2 Monate diese Suppe zu essen.

Diese Suppe schmeckt für meine Begriffe nicht sehr gut und das empfinden auch alle Patienten, die sie nicht nötig haben. Aber andere Patienten, die als Grundkrankheit an einer Leber und/oder Pankreaserkrankung leiden, empfinden sie geschmacklich als sehr angenehm. Man könnte also schon die geschmackliche Einstellung eines Patienten zu dieser Suppe nicht nur als Therapie, sondern sogar als Diagnostikum mit einsetzen: Schmeckt sie ihm, ist er an Leber und oder der Bauchspeicheldrüse erkrankt, schmeckt sie ihm *nicht* oder entwickelt er sogar einen Ekel dagegen, scheinen diese Organe nicht für die Grunderkrankung zuständig zu sein.

Galgant

Das stark entkrampfende Gewürz und Medikament »Galgant« darf natürlich bei der Therapie von Kopfschmerzen und Migräne, aber auch schon bei der Vorbeugung, nicht fehlen.

Galgant hilft ebenso bei allen Herzschmerzen, bei Schwindel und Schwächen, die vom Herzen kommen, und wirkt bei allen Spasmen in Organen und Gefäßen entkrampfend. Deshalb sollten Sie es konsequent an möglichst vielen Speisen als Gewürz mitverwenden.

Galgant wirkt aber nicht nur krampflösend, sondern kann gegen alle Entzündungen im und am Körper angewendet werden. Bei Entzündungen löst man öfters eine Galganttablette oder Galganthonig in frischem Wasser auf und trinkt dies.

Bei Kopfschmerzen und Migräne hat sich der warme Galgantwein sehr bewährt. Dieser wird bei Rückenschmerzen und bei Ausstrahlungen dieser Schmerzen in innere Organe genommen. Man nimmt zur Herstellung dieses Galgantweines 1 Teelöffel geschnittene Galgantwurzeln (hier sollte kein Pulver verwendet werden) und kocht diese Wurzeln in $^1/_4$ Liter Wein 3 bis 4 Minuten lang, seiht ab und trinkt diesen Wein tagüber schluckweise immer warm.

Wenn man sich einen gewissen Vorrat in einer kleinen Thermoskanne warm hält, kann man sich die Arbeit etwas erleichtern.

Der Galgantwein entspannt und entkrampft nicht nur die Muskulatur des Rückens, sondern auch alle inneren Organe und Gefäße bis zu einem gewissen Grad und kann sogar als erstes »Schmerzmittel« bei Kopfschmerzen und Migräne eingesetzt werden. Wobei die Schmerzen hierbei natürlich nicht betäubt werden, sondern sie wegen der Entkrampfung nachlassen.

Deshalb ist Galgant als Bestandteil in fast allen Kopfschmerz- und Migränerezepten, die uns die heilige Hildegard überliefert hat, einbezogen.

Galgant-Aloe-Pulver gegen Kopfschmerzen und Migräne

Die heilige Hildegard schreibt:

»*Ein Mensch, dem zuviel Schleim Dunst im Kopf verursacht und sein Gehör vernichtet, nehme Galgant und zu einem dritten Teil davon Aloe und Dost, zweimal soviel wie Galgant, und Pfirsichblätter im gleichen Gewicht wie Dost. Aus diesem mache er ein Pulver und gebrauche es täglich nach dem Essen und nüchtern.*«

Galgantpulver	3 Teile
Aloepulver	1 Teil
Dostpulver	6 Teile
Pfirsichblätterpulver	6 Teile
Mischung für das Pulver	

Dieses scharf-bitter schmeckende Pulver kann uns der Apotheker herstellen, wenn er sich das etwas sehr schwer zu besorgende Pfirsichblätterpulver besorgt. Der Patient mit Kopfschmerzen oder Migräne sollte davon über einen Zeitraum von maximal 6 Wochen vor und nach jedem Essen eine Messerspitze voll nehmen. Nach 6 Wochen sollte er unbedingt eine Pause von 6 Wochen einlegen, da man Aloe wegen der massiven Darmanregung und dem dadurch verbundenen Elektrolytverlusten nicht länger einnehmen sollte. Nach dieser Pause wieder 6 Wochen lang einnehmen, Pause, usw.

Sollte die Darmanregung zu massiv werden, muß der Patient die Zyklen der Einnahme verkürzen und auch mit der Menge etwas vorsichtiger sein. Hier reicht es, wenn er das Pulver erst einmal nur vor dem Essen einnimmt und nach ca. 3 bis 4 Wochen schon die Pause von 6 Wochen einlegt.

Durch dieses Pulver wird der Gallenfluß angeregt ebenso wie der Darm; dieser wird von seinen Giften befreit und dadurch wird auch die Psyche des Patienten entkrampfter.

Gerste

Die heilige Hildegard von Bingen schreibt von der Gerste:

»*Die Gerste ist kalt und wenn sie als Brot oder Mehl gegessen wird, schadet sie sowohl Gesunden als auch Kranken, weil sie nicht solche Kräfte hat wie die übrigen Arten der Feldfrüchte.*«

Also sollten Kranke, die unter Kopfschmerzen oder Migräne leiden, die Gerste zum Essen in jeder Form meiden.

Weiter schreibt die heilige Hildegard von Bingen von der Gerste:

»*Der Kranke, der am ganzen Körper ermattet ist, koche Gerste stark in Wasser, und gieße jenes Wasser in ein Faß und nehme darin ein Bad, und er tue dies oft, bis er geheilt wird und das Fleisch seines Körpers wieder erlangt und gesundet.*«

Hier ist also der deutliche Hinweis, daß man mit einem Gerstenbad wieder zu Kräften kommt. Dies ist besonders wichtig für Migränekranke, die oftmals nach einem Anfall – der ja teilweise einige Tage dauern kann – total erschöpft sind.

Hier sollten diese Patienten unbedingt zum Aufbau nach einer starken Migräneattacke ein solches Gerstenbad machen. Die Stärke richtet sich nach dem Patienten. Nach einigen Bädern weiß jeder Patient genau, wie stark er dieses Bad für sich machen muß.

Als Richtmaß sollte man ca. 2 bis 3 Kilogramm Gerste in 4 bis 5 Liter Wasser ca. 20 Minuten sprudelnd kochen, abseihen und dann dem Badewasser zugeben. Man benötigt dazu einen relativ großen Topf. Die Patienten nehmen meist einen großen Einmachtopf dazu oder kochen das Wasser in der alten Waschküche, die es bei uns auf dem Lande teilweise immer noch gibt und in der ein großer Kochkessel steht, in dem auch bei der Hausschlachtung das Fleisch und die Wurst gekocht werden. Die Badetemperatur sollte so warm sein, wie man es als angenehm empfindet – meist ca. 36 bis 38 Grad Celsius – und mindestens 20 bis 25 Minuten. Danach ist eine unbedingte Bettruhe erforderlich, bei der die Patienten meist sofort tief und fest schlafen und nach 1 bis 2 Stunden erholt aufwachen.

»Ich fühlte mich danach wie ein neuer Mensch!«, so die Aussage einer Migränepatientin, die nach einem 2-Tage-Anfall ein solches Bad mit anschließender Bettruhe machte.

Deshalb sollte jeder Migränepatient immer einige Kilogramm Gerste für ein solches Gerstenbad zu Hause in Reserve haben und ihn nicht erst besorgen wollen, wenn er ein Anfall hat.

»Wer so krank ist, daß er kein Brot essen kann, nehme Gerste und Hafer im gleichen Gewicht und füge etwas Fenchel bei und koche das zusammen in Wasser, seihe es durch ein Tuch und trinke diese Brühe anstelle des Brotessens, und er tue dies bis er gesundet.«

Die heilige Hildegard meint damit die Patienten, die eine schwere Galle-Migräne mit starkem Erbrechen hinter sich haben und noch nicht in Ordnung sind. Manche nehmen aber auch schon während der Migräne diese abgekochte Brühe zu sich. Ein Patient berichtete mir, daß sich mit dieser Suppe während der Migräne auf einmal sein Gesamtzustand merklich verbesserte und die Migräne dadurch auch schneller vorüber war als sonst.

Man nehme für die Suppe:
        ca. 50 Gramm ganze Gerstenkörner
        ca. 50 Gramm ganze Haferkörner und
        ca. 20 Gramm ganze Fenchelsamen

Diese Körnermischung wird unter Zugabe von etwas Salz in 1 bis 1,5 Liter Wasser ca. 15 bis 20 Minuten gekocht, abgeseiht und statt fester Nahrung von den Patienten über den Tag verteilt getrunken.

Manche mögen die Fenchelsamen nicht an diesem Krafttrunk. Dann sollten sie nur Gerste und Hafer miteinander ca. 10 Minuten kochen und dann die letzten 10 Minuten noch eine kleingeschnittene Fenchelknolle an diese Abkochung geben. Danach abseihen und so trinken wie oben angegeben.

Die Suppe schmeckt dann etwas anders und wird von vielen Patienten lieber genommen als die Abkochung mit den Fenchelsamen.

»Wer eine harte und rauhe Gesichtshaut hat, die sich leicht schuppt, koche Gerste in Wasser und wasche sich sanft im Gesicht mit jenem durch ein Tuch geseihtem und mäßig warmem Wasser, und seine Haut wird ihm sanft und mild sein und er wird eine schöne Farbe haben. Und wenn der Kopf des Menschen krank ist, werde er oft mit diesem Wasser gewaschen, und er wird gesund sein.«

Wer also sein Gesicht und den Kopf mit solch einer Gerstenabkochung wäscht, verbessert die Hautdurchblutung und somit natürlich auch einen Kopfschmerz oder eine Migräne. Es ist wohl etwas umständlich, wenn man sich jedesmal Gerstenwasser abkochen muß, aber es lohnt sich. Manche Patienten kochen sich auf Vorrat eine Art Gerstenkonzentrat, heben dies in Flaschen oder großen Gläsern auf und geben dem Wasser für die Gesichtswaschung immer einen Schuß davon bei.

Gewürznelken

Die heilige Hildegard schreibt dazu u. a.:

»*Wenn jemand Kopfschmerzen hat, daß ihm der Kopf brummt, wie wenn er taub wäre, esse oft Nelken, das mindert das Brummen in seinem Kopf. Und wenn kranke Eingeweide im Menschen wiederholt anschwellen und er dadurch Wassersucht bekommt, esse er oft Nelken und sie unterdrücken die Krankheit.*

Auch wenn man oft Nelken ißt, verhindern sie, daß die Fußgicht im Menschen wächst und weiter vorrückt, wenn sie am Anfang ist.«

In der Praxis heißt das, daß dieser Patient ein Brummen auf den Ohren oder Ohrensausen hat, drückende Kopfschmerzen, eine Neigung zu Wasseransammlungen im Gewebe, beginnende Gicht und erhöhten Blutdruck. Bei diesen Beschwerden kann man die Nelke als Medikament mit einsetzen.

Er sollte morgens nüchtern $1/4$ bis $1/2$ Teelöffel oder eine Messerspitze voll Gewürznelkenpulver eventuell zusammen mit etwas Herzwein einnehmen. Wem der Geschmack des Pulvers zu intensiv ist, sollte abends 3 bis 4 Gewürznelken in einem Glas Wasser einweichen und morgens das Wasser auf nüchternen Magen trinken. Er könnte sogar die aufgeweichten Nelken mitessen. Dies beeinflußt das ganze Krankheitsbild äußerst positiv: das Ohrenbrummen mit den Kopfschmerzen geht zurück, die Stauungen im Gewebe werden weniger und der Blutdruck geht langsam auf normale Werte zurück.

Die Einnahme sollte bis zu $1/2$ Jahr ohne Unterbrechung durchgeführt werden.

Gundelrebe

Eine weitere, sehr erfolgreiche Therapie der Hildegard-Heilkunde bei Nieren-Kopfschmerzen ist die Kopfpackung mit Gundelrebenkraut. Sie geht wohl

»nur« an das Symptom und nicht an die Ursache, aber selbst damit ist manchen Patienten schon oftmals sehr geholfen. Noch dazu, wenn diese Hilfe ohne schädigende Nebenwirkungen erfolgt.

Das Gundelrebenkraut kann man getrocknet oder auch als Frischkraut verwenden. Es wird einfach in etwas warmes Wasser gegeben, das man zum Kochen bringt. Die dann heißen Kräuter werden ausgedrückt, auf ein Tuch – möglichst ein reines Leinentuch – gegeben und dann als Packung auf die schmerzenden Stellen des Kopfes gelegt und festgebunden.

Dadurch wird das Kopfbrummen geringer, in machen Fällen geht es sogar ganz weg.

Hanf (Flachs, Leinsamen)

Die heilige Hildegard von Bingen schreibt vom Hanf folgendes und meint damit immer nur den Flachs (Linum usitissimum), der den Leinsamen als Frucht hat:

»Der Hanf ist warm und sein Same enthält Heilkraft. Aber wer im Kopf krank ist, ein leeres Gehirn hat und ihn dann ißt, dem bereitet dies leicht etwas Schmerzen im Kopf. Wer krank ist, dem bereitet der Samen im Magen Schmerz.«

Wer also unter Kopfschmerzen oder Migräne leidet, der sollte den Leinsamen innerlich möglichst meiden.

Wer natürlich vollkommen gesund ist, der kann schon einmal etwas Leinsamen nehmen. Aber alle Hildegard-Anhänger gehen da lieber auf den Flohsamen über, weil dieser dem Körper nicht so sehr die Elektrolyte entzieht, die er für alle anderen Körperfunktionen benötigt, wie der Leinsamen.

»Wer einen kalten Magen hat, der koche Leinsamen in Wasser, seihe es ab, gebe die gekochten Samen in ein Tüchlein. Und er lege es so warm oft auf den Magen, und das stärkt ihn und bringt ihn wieder in seinen ursprünglichen Zustand.«

Als kalten Magen bezeichnet die heilige Hildegard das, was wir heute unter Magenschleimhautentzündung oder Gastritis oder auch Geschwüre im Magen- und Zwölffingerdarmbereich verstehen. Patienten, die unter diesen Erkrankungen leiden, sollten also auf *keinen* Fall Leinsamen in irgendeiner Form essen.

Oft haben Patienten bei einer solchen Erkrankung des Magen oder auch des Zwölffingerdarms Kopfschmerzen im Schläfenbereich, meist auf beiden Seiten. Hier kann man mit einer solchen Leinsamenpackung auf den Magen die

Kopfschmerzen sehr positiv beeinflussen. Dauer und Häufigkeit der Packung hängen wieder vom Gefühl des Patienten ab.

»Wer ein leeres Gehirn hat und Hanf ißt, dem bereitet er Schmerzen im Kopf. Aber dem gesunden Kopf und dem vollen Gehirn schadet er nicht.«

Wer also sowieso schon unter Kopfschmerzen oder Migräne leidet, der sollte den Leinsamen »meiden wie der Teufel das Weihwasser«. Da seine Einnahme eben alles verstärken kann und bei manch einem Patienten sogar schon der Auslöser für eine Schmerzattacke war. Deshalb empfehle ich meinen Patienten prinzipiell, daß sie niemals Leinsamen essen, sondern – wenn sie irgendetwas für ihren Darm brauchen – auf Flohsamen (Semen psyllii) ausweichen sollten. Äußerlich kann, ja soll er natürlich angewendet werden.

»Ein aus Hanf gefertigtes Tuch ist gut zum Verbinden der Geschwüre und Wunden, weil die Wärme in ihm mäßig ist.«

Hier ist also noch ein Hinweis auf das ideale Verbandsmaterial, das echte Leinentuch, das man sowohl für Wundverbände aller Art nehmen sollte, als auch für alle Umschläge und Wickel, als auch für die oben aufgeführte Leinsamenpackung auf den Magen.

An anderer Stelle verweist die heilige Hildegard darauf, daß man den Leinsamen mit Wein kochen soll, wenn man eine »Allergie des Magens« hat, also auch eine Magen-Darm-Erkrankung, die mit einer Allergie einhergeht.

Diesen mit Wein gekochten Leinsamen gibt man auch als Packung auf den Magen. Den abgesiehten Leinsamenwein sollte man sich aufheben und warm, gläschenweise trinken, wenn man eine Erkältung mit oder ohne Fieber hat.

Herzwein

Den Herzwein beschreibt die heilige Hildegard unter dem Stichwort »Petersilie«:

»Wer im Herzen, in der Milz oder in der Seite Schmerzen hat, koche Petersilie in Wein, füge etwas Essig und genug Honig bei, seihe es durch ein Tuch und trinke es oft, und es heilt ihn.«

Dieses ist die Anweisung für den Herzwein nach Hildegard von Bingen, oftmals auch als Petersilien-Honig-Wein bezeichnet (für Verordnungen: V. petroselinum c. mel = Vin petroselinum cum mel = Petersilien-Wein mit Honig). Er hat ein großes Spektrum von Wirkungen und kann natürlich auch als stabilisierendes Kreislaufmittel bei Kopfschmerzen und Migräne mit eingesetzt werden. Seine Wirkungen auf die Nieren und den Nieren-Kopfschmerz sind ebenfalls nicht zu unterschätzen.

Außerdem ist der Herzwein ein »Erste-Hilfe-Mittel« bei akuten Kopfschmerzen oder einer akuten Migräne. Zu Beginn kann er sogar oftmals ein richtiges Ausbrechen der Erkrankung verhindern oder zumindest die Beschwerden enorm abschwächen.

Über den Fachhandel oder über Apotheker, die ihn oft selbst herstellen, können Sie den Herzwein beziehen. Sie können ihn aber auch mit den aufgeführten Zutaten sehr gut selber herstellen.

Man nehme also für den Herzwein:
8 bis 10 große Stengel frische Petersilie mit allem Grün, aber ohne die Wurzeln
1 Liter guten, möglichst biologisch angebauten Weißwein
1 bis 2 Eßlöffel *reinen* Weinessig
100 bis 300 Gramm reinen Bienenhonig vom Imker
Diabetiker sollten mit dem Honig sehr sparsam umgehen, also so niedrig wie möglich dosieren. Patienten, die zu Unterzucker neigen, können ihn ruhig »papp-süß« machen, also 300 Gramm Honig auf die oben aufgeführten Mengen zugeben.

Die Petersilie wird grob zerkleinert, in den Wein gegeben und mit 1 bis 2 Eßlöffel reinem Weinessig ungefähr 10 Minuten gekocht. Bei einem süßeren Wein gibt man etwas mehr Weinessig zu, bei einem trockenen Wein etwas weniger. Die Zuggabe richtet sich auch ganz nach dem persönlichen Geschmack des Herstellers oder des Patienten, der ihn nehmen will.

Nach 10 Minuten wird der Honig dazugegeben und nochmals 4 bis 5 Minuten leicht geköchelt.

Danach sofort abseihen und in saubere Flaschen füllen, die gleich verschlossen werden.

Bei Kopfschmerzen, Nierenschwächen, nervösen Störungen, Föhn, Schlaflosigkeit und natürlich auch bei Herz- und Kreislaufbeschwerden öfters einen kleinen Schluck davon nehmen. Immer erst im Mund anwärmen oder in einem Glas mit der gleichen Menge heißem Wasser verdünnen und damit auch erwärmen.

Auch bei Narbenschmerzen hat sich der Herzwein seit neuestem bestens bewährt. Patienten, bei denen immer wieder Herzrhythmusstörungen auftreten und Tachycardien – also Herzrasen – auftreten und die regelmäßig 2 bis 3mal am Tag diesen Herzwein nehmen, berichteten, daß diese Störungen langsam zurückgehen und nach einiger Zeit gar nicht mehr auftreten. Wenn sie allerdings eine längere Pause als ca. 2 Monate mit der Einnahme machen würden, kämen die Beschwerden wieder.

Die ausgekochten Zutaten kann man noch einmal oder zweimal mit etwas Wasser ansetzen, kurz aufkochen und den Absud trinken. Dieser regt sehr stark die Ausscheidungen über die Nieren an, reinigt den Körper und wirkt sich positiv auf Kopfschmerzen und Migräne, die von den Nieren mit beeinflußt werden, aus.

Hirschzunge

Die heilige Hildegard von Bingen schreibt von der Hirschzunge:

»Die Hirschzunge ist warm und hilft der Leber, der Lunge und den schmerzenden Eingeweiden.

Nimm Hirschzunge und koche sie stark in Wein, füge dann reinen Honig bei und lasse sie wiederum einmal aufkochen. Pulverisiere langen Pfeffer und zweimal soviel Zimt und laß es mit dem vorgenannten Wein einmal aufkochen, seihe es durch ein Tuch, mache einen Klartrank daraus und trinke ihn oft nach dem Essen und nüchtern und es nützt der Leber, reinigt die Lunge, heilt die schmerzenden Eingeweide und nimmt die innere Fäulnis und den Schleim weg.«

An dem Namen »Hirschzunge« stoßen sich manche Patienten, weil sie der Meinung sind, daß es sich hier um die Zunge eines echten Hirsches handelt. Die »Hirschzunge« (Phyllitis scolopendrium), die aber hier gemeint ist, ist eine Farnart, die auf kalkreichen und steinigen Böden im Schatten feuchter Wälder wächst.

Hirschzungenelixier – aus den länglichen Blättern dieser Farnart hergestellt – ist ein sehr hilfreiches, hildegardisches Lebermittel, entstaut gleichzeitig die Lunge und hilft ferner bei *»schmerzenden Eingeweiden«*. Hier wird von der heiligen Hildegard ganz klar der »biologische« Zusammenhang zwischen den einzelnen Organe deutlich hervorgehoben. Wenn die Leber richtig entgiftet ist, kommt dies dem ganzen Körper zugute, sowohl der Lunge, als auch anderen Organen, die durch die augenblickliche Vergiftung schmerzen.

Für unsere Patienten mit Kopfschmerzen oder Migräne – in diesem Fall meist auf der rechten Kopfseite – ist das Hirschzungenelixier als eines der Basismittel zur besseren Entgiftung und Entschlackung des Körpers als Voraussetzung für eine Heilung von größter Wichtigkeit. Es sollte anfangs nur nach jedem Essen ein kleines Gläschen davon warm genommen werden und nach 2 bis 3 Wochen erst vor und nach jedem Essen, also anfangs nur 3 mal pro Tag, später sogar 6 mal pro Tag.

Ein anfänglich auftretender leichter Durchfall ist meist das typische Zeichen einer einsetzenden Entgiftung. Sollte dieser Durchfall allerdings andauern, muß man das Mittel reduzieren oder zwischendurch sogar einmal ganz absetzen, damit nicht zu viele Mineralstoffe dem Körper entzogen werden.

Weiter schreibt die heilige Hildegard bei der Hirschzunge:

»Dörre sachte Hirschzunge in der heißen Sonne oder auf einem warmen Ziegelstein, pulverisiere sie so und lecke dieses Pulver nüchtern und nach dem Essen oft aus deiner Hand und es nimmt den Schmerz im Kopf, in der Brust und es dämpft andere Schmerzen, die in deinem Körper sind.«

Hier beschreibt die heilige Hildegard ein nebenwirkungsfreies *Schmerzmittel!*

Dieses Pulver aus getrockneten Hirschzungenblättern sollte jeder Patient mit Kopfschmerzen oder Migräne als »Erste-Hilfe-Mittel« *vor* allen anderen Schmerzmitteln versuchen, natürlich auch bei Schmerzen anderer Art. Dabei sollte er das trockene Pulver von der eigenen Hand lecken; denn dadurch entsteht scheinbar eine Wirkung, die man sich bisher wohl nicht recht erklären kann, aber das Pulver wirkt besser, als wenn der Patient es einfach so in den Mund nimmt. Es ist wohl kein »Radikalmittel« wie die üblichen Schmerzmittel, die es heute in Mengen zu kaufen gibt, aber es bricht die Spitze der Schmerzen. Es bringt den Schmerz auf ein erträgliches Maß zurück, ohne gleich den »Hilfeschrei des Körpers« ganz auszuschalten.

»Ein Mensch, der wegen irgendeines Schmerzes heftig und plötzlich schwach wird (Ohnmachts- oder Schwächeanfall), trinke sogleich von diesem Pulver in warmem Wein und es wird ihm besser gehen.«

Wenn jemand zu Ohnmachts- und Schwächeanfällen neigt – was meist mit einem sehr labilen und niedrigen Blutdruck zu tun hat –, sollte er dieses Pulver in etwas warmem Wein öfters einnehmen, vielleicht sogar mit etwas warmem Herzwein. Dadurch werden mit der Zeit sicher diese Anfälle weniger oft und weniger schwer auftreten und damit auch die Kopfschmerzen, die durch Sauerstoffmangel im Hirn auftreten, langsam aber sicher ganz weggehen.

Auch bei der Erschöpfung *nach* einem Migräneanfall ist dieses Pulver in warmem (Herz-)Wein sehr hilfreich. Einfach ganz wenig Wein – möglichst einen Herzwein aus *Weißwein* hergestellt nehmen, da Rotwein bekanntlich wieder Migräne auslösen kann – erwärmen, eine Messerspitze dieses Pulvers hineingeben und das Ganze trinken.

Kornelkirschen

»Wenn man die Frucht dieses Baumes ißt, reinigt und stärkt sie den kranken und auch den gesunden Magen und nützt dem Menschen für seine Gesundheit.«

Nach diesem Text der heiligen Hildegard kann man mit der Kornelkirsche den Magen und den ganzen Verdauungstrakt reinigen und stärken. Da bei allen Migränen der Magen – und der von ihm ausgehende »Drei-Erwärmer« – eine ganz zentrale Rolle einnimmt, sollten wir schauen, daß wir für diese Kranken Kornelkirschen besorgen, die in jeder Form genossen werden können. Egal was man damit macht, ob man sie ganz in rohem Zustand ißt oder sie zu Gelee, Marmelade oder Mus verkocht, sie wirken immer positiv auf den Magen-Darm-Bereich.

Sogar bei starken Darmreizungen – bei der Colitis ulcerosa oder beim Morbus Crohn – kann man zusammen mit Dinkel in jeder Form schon alleine über die Ernährung in kurzer Zeit Besserungen erzielen. Manchmal kann man damit sogar den Magen-Darm-Trakt völlig ausheilen und die Kopfschmerzen oder die Migräne verabschieden sich dann langsam. Vorausgesetzt natürlich, daß man alle Maßnahmen lange genug macht und seine Lebensweise darauf abgestimmt hat.

Mandeln

Die heilige Hildegard von Bingen schreibt vom Mandelbaum:

»Der Mandelbaum ist sehr warm und hat auch Feuchtigkeit in sich. Seine Rinde, seine Blätter und sein Saft taugen nicht viel zu Heilmitteln, weil seine ganze Kraft in der Frucht steckt. Wer ein leeres Gehirn, ein Gesicht von schlechter Farbe und daher Kopfweh hat, esse oft die inneren Kerne dieser Frucht, und es füllt ihm das Gehirn und gibt ihm die richtige Farbe.«

Bei »Kopfleere« also, schlechter Gesichtsfarbe und gleichzeitig auch noch Kopfschmerzen, sollte der Patient oft süße Mandeln essen. Das Essen von süßen Mandeln kann man auch zur Vorbeugung tun, denn sie verhindern die Bereitschaft, daß man »seine« Kopfschmerzen oder Migräne oft bekommt und sie verringern die Heftigkeit der Schmerzen.

Jeder, der unter Kopfschmerzen oder Migräne leidet und die positive Wirkung der Mandeln erfahren hat, wird alle Nüsse aus seiner Küche und seinem Umfeld verbannen und durch süße Mandeln ersetzen. Auf Nüsse jeder Art gibt es auch heute immer mehr Allergien, auf Mandeln dagegen nur sehr vereinzelt.

Dr. Hertzka meinte einmal spaßhaft zur Bedeutung der Mandeln in einem Vortrag: »Die Nüsse müssen wir den Eichhörnchen überlassen, *wir* sollten uns dafür an den Mandeln schadlos halten!«

Meisterwurzwein

Vom Meisterwurz schreibt die heilige Hildegard u. a.:

»Die Meisterwurz ist warm und taugt gegen Fieber. Wer Fieber hat, welcher Art es auch sei, nehme Meisterwurz und zerstoße sie mäßig, gieße Wein in den Becher mit Meisterwurz bis über die obersten Stücke und so lasse er diesen Wein über Nacht stehen. Am nächsten Morgen gieße er wiederum Wein dazu und so trinke er nüchtern während 3 Tage oder während 5 Tage und er wird geheilt werden.«

Der Meisterwurzwein wird in der Hildegard-Heilkunde bei allen fieberhaften Erkrankungen sofort eingesetzt. Er lindert das Fieber und verhindert mit Galgant zusammen eingenommen, daß sich eine Entzündung weiter ausbreitet. Dadurch werden auch Spätfolgen einer Entzündung z. B. am Herzen oder in Form eines streuenden Entzündungsherdes vermieden. Auch die Rekonvaleszenzzeit wird durch die rechtzeitige Einnahme von Meisterwurzwein verringert.

Fieber ist an und für sich nichts Schlechtes. Es ist nur die biologische »Waffe« des Körpers, mit der er gegen eingedrungene schädliche Stoffe zum Zwecke der Reinigung ankämpft. Die Krankheitskeime werden durch eine Art »Verkochung« unschädlich gemacht. Nur sollte das Fieber gewisse Grenzen nicht überschreiten, sonst würde es mehr schaden als nützen.

Für den Meisterwurzwein nimmt man abends:
1 Teelöffel kleingeschnittene Wurzelstücke vom Meisterwurz (Rhiz. Imperatoriae), zerdrückt sie etwas und setzt sie über Nacht in
$1/2$ Glas Wein zugedeckt an.

Am nächsten Morgen gibt man noch etwas frischen Wein dazu und trinkt diesen Wein über den Tag verteilt zimmerwarm in kleinen Schlückchen über den eingeweichten Wurzelstückchen weg.

Bei Kindern nimmt man natürlich weniger Wurzeln und gibt ihnen auch von der Menge etwas weniger. Je nach Alter über den Tag verteilt $1/2$ bis 1 Teelöffel dieses Weins in etwas Saft oder Tee.

Man nimmt diesen Wein solange ein, bis das Fieber zurückgegangen ist, meist zwischen 2 und 6 Tagen. Dabei muß man jeden Abend für den nächsten

Tag den Wein *neu* ansetzen. Man kann ihn also nicht auf Vorrat zubereiten, sonst wirkt er nicht.

Da alle fieberhafte Erkrankungen auch mit Kopfschmerzen einhergehen, werden mit dem Senken des Fiebers natürlich auch die Kopfschmerzen gebessert.

Muskatnuß

Von der Muskatnuß schreibt die heilige Hildegard von Bingen:

»Die Muskatnuß hat große Wärme und eine gute Mischung in ihren Kräften. Und wenn der Mensch Muskatnuß ißt, öffnet sie sein Herz und reinigt seinen Sinn und bringt ihm guten Verstand.«

Diese sehr positiven »psychosomatischen« Aussagen sind eigentlich typisch für die heilige Hildegard, da sie *alles* in einem viel größeren Zusammenhang sieht. Wenn die Muskatnuß »das Herz öffnet«, wirkt sie natürlich psychisch und körperlich entkrampfend, was alle unsere Patienten mit Kopfschmerzen und Migräne dringendst benötigen. Deshalb sind für diese Gruppe Patienten auch die »Nervenkekse«, in denen neben der Muskatnuß noch andere, ähnlich wirkende Gewürze sind, so wichtig. Das Rezept für diese Kekse finden Sie in fast allen Hildegardbüchern.

Die Muskatnuß ist aufgrund ihrer positiven Wirkung ein Universalmittel für die Nerven, sie stärkt diese und entgiftet gleichzeitig den Körper. Sie hilft gegen Erschöpfungen, Konzentrationsschwäche und Gehemmtheit.

Achtung! Bei Überdosierungen kann es zu Rauschzuständen kommen! Überdosierungen können aber aus Versehen fast nie passieren, da Muskatnuß bis zu einer gewissen, individuellen Dosis den *Wohlgeschmack* der Speisen verbessert, aber ab einer gewissen Dosis *Ekel* hervorruft.

Weiterhin schreibt die heilige Hildegard über die Muskatnuß:

»Aber auch, wen die Lähmung im Gehirn plagt, der pulverisiere Muskatnuß und zweimal soviel Galgant und er zerstoße die Wurzel der Gladiole und Wegerich in gleichem Gewicht unter Beigabe von Salz. Und aus all dem mache er ein Süpplein und schlürfe es. Und dies mache er ein- oder zweimal am Tag, bis er geheilt wird.«

Mit der »Lähmung im Gehirn« meint sie sicher eine schwere Durchblutungsstörung im Kopf, z. B. nach einem Schlaganfall. Diese Mangeldurchblutung geht auch immer mit Kopfschmerzen einher. Bluthochdruckpatienten sind häufig betroffen von diesen Kopfschmerzen und diese sollten die beschriebene Suppe eventuell sogar schon zur Vorbeugung ab und zu essen.

Das Rezept zur Zusammensetzung des Pulvers durch einen Apotheker:

Muskatnußpulver	20,0 g
Galgantpulver	40,0 g
Iriswurzelpulver	10,0 g
Spitzwegerichwurzel-pulver	10,0 g
Salz	10,0 g
Mischung für Pulver	

Mit diesem Pulver sollte man sich eine Dinkelmehl- oder Dinkelgrießsuppe würzen, die man morgens und/oder abends essen sollte, möglichst über einen längeren Zeitraum. Würzen nach eigenem Geschmack.

Ölige Rebtropfen

Die »Öligen Rebtropfen« werden gewonnen, indem man Weinstöcke bei zunehmendem Mond anschneidet und das austretende Rebwasser in kleinen Fläschchen auffängt. Der Saft wird dann mit reinem Olivenöl versetzt und mit etwas Rosenöl für die Nase angenehmer gemacht. Diese Tropfen sollten in *keiner* Hausapotheke fehlen, besonders wenn Kinder vorhanden sind.

Bei Ohrenschmerzen – auch bei einer Mittelohrentzündung- oder -vereiterung – werden die Tropfen *um* das schmerzende Ohr eingerieben. Entgegen der landläufigen Behandlung kommt von diesem Öl nichts in das Ohr hinein. Man kann den Gehörgang des Ohres mit etwas trockener Watte vor Kälte und Zug schützen, aber es sollte kein Öl auf diese Watte gelangen.

Bei allen Kopfschmerzen, werden die Schläfen, der Hinterkopf und die direkten Schmerzstellen eingerieben. Bei Migräne helfen diese Tropfen leider nur selten, bei Kopfschmerzen aber fast immer zumindest lindernd. Trotzdem sollte ein Migränepatient ihre Anwendung versuchen. Vielleicht gehört gerade er zu den Patienten, bei denen diese Tropfen entkrampfend wirken.

Auch bei der Trigeminus-Neuralgie können Sie die Schmerzstellen mit diesem Öl einreiben. Es bringt auch hier eine leichte bis mittlere Besserung. Nur sehr selten gehen die Trigeminus-Schmerzen damit aber ganz weg.

Solange die Kopfschmerzen akut sind, sollten Sie diese Tropfen alle $^1/_2$ Stunde einreiben; wenn eine Besserung eintritt, genügt es, wenn man sie drei- oder viermal pro Tag einsetzt.

Rainfarn

Kommt es bei Nieren-Kopfschmerzen und -Migräne – also bei Schmerzen, die vom Hinterkopf hochziehen und bis vorne zu den Augen gehen – zu Harnverhalten, dann sollten Sie zu diesem Hildegard-Mittel greifen, das Sie selbst herstellen sollten.

Rainfarn ist eines der bestes Mittel gegen dieses Harnverhalten, besonders wenn es durch Steine oder Grieß verursacht ist. Man kann hier die Rainfarntinktur in etwas warmem Wein nehmen oder auch gleich Rainfarnwein herstellen.

Die heilige Hildegard von Bingen schreibt dazu:

»Wer den Harn nicht lassen kann, weil er von einem Stein bedrängt wird, der zerstoße frischen Rainfarn, seihe seinen Saft durch ein Tuch, gebe etwas Wein bei und trinke davon. Und dies tue er oft und das Harnverhalten wird gelöst.«

Die käufliche Rainfarntinktur aus der Apotheke wird aus den Blüten gewonnen und ist leicht giftig, aber in dem Fall einer kleinen Dosierung und entsprechender Verdünnung natürlich auch ein Medikament. In der Hildegard-Heilkunde verwendet man aber *nur* die Blätter des Rainfarns ohne die Blüten. Deshalb können Sie hier die selbstgemachten Medikamente für die eigene Hausapotheke ohne Gefahr verwenden. Überdosierungen sollte Sie natürlich immer meiden. Viel hilft *niemals* viel. Es sind immer die kleinen, die subtilen Reize, die viel besser helfen.

Zum Selbermachen für den Frischsaft werden die grünen, frischen Pflanzen *ohne* die Blüten im Mixer zerkleinert, durch ein Tuch gedrückt und der Saft mit reinem Alkohol konserviert. Dabei sollte man auf 2 Teilen Frischsaft ungefähr 1 Teil reinen, 90-%-igen Alkohol aus der Apotheke geben. Der Alkoholgehalt dieses Saftes liegt dann bei ca. 30 %.

Die Pflanzen für den Frischpreßsaft sucht man bei *zunehmendem* Mond kurz vor Vollmond. Dann ist vermehrt Saft in den Pflanzen, weil in dieser Phase des Mondes die Säfte nach oben steigen. Der ausgepreßte Saft wird für den *sofortigen* Gebrauch gleich in Wein gegeben, für den späteren Verbrauch mit Alkohol konserviert.

Wenn wir gleich frischen Rainfarnwein herstellen wollen, geben wir auf 1 Liter (möglichst biologischen) Weißwein ca. 0,1 Liter frischen Preßsaft.

Es sollte möglichst kein Rotwein verwendet werden, weil dieser wieder Kopfschmerzen oder Migräne auslösen kann.

Vom Rainfarnwein gibt man dem Kranken am Anfang 3 x pro Tag ca. 60 ml. Bei Besserung – was oft schon am ersten Tag sein kann – wird auf 3 x, 2 x oder sogar nur noch auf 1 x pro Tag auf 20 ml reduziert. Der Wein sollte *ohne* Unterbrechung ca. 4 Wochen lang leicht warm getrunken werden. Man kann aber die verringerte Dosis – also einmal am Tag 20 ml – bedenkenlos länger nehmen.

Die Rainfarntinktur ist etwas einfacher zum Einnehmen. Sie geben von der oben beschriebenen Tinktur (frischer Preßsaft mit reinem Alkohol) anfangs 3 x pro Tag ca. 30 Tropfen in einem kleinen Gläschen warmen Wein, der zumindest Zimmertemperatur haben sollte, möglichst noch etwas wärmer sein sollte. Bei Besserung gehen Sie auf zwei Einnahmen oder sogar nur auf eine Einnahme pro Tag zurück und können ebenfalls die Dosis auf 20 oder 15 Tropfen reduzieren.

Weiter schreibt heilige Hildegard von Bingen vom Rainfarn:

»Wer Schnupfen hat und hustet, der nehme Rainfarn in Suppen, Kuchen, mit Fleisch oder auf andere Weise. Wer trockenen Husten hat, der mache mit Feinmehl und Rainfarn eine Suppe und esse sie oft, und so werden die Trockenheit und die inneren Geschwüre seines Hustens gelöst, daß der Mensch, der Auswurf hat, diesen ausspeit, und es wird ihm besser gehen.«

Rainfarnpulver kann man bei Husten und Schnupfen, aber auch bei Kopfschmerzen, die von den Nebenhöhlen ausgehen, in Suppen, Eiern, Omeletts und in Soßen verwenden. Sie sollten nur maximal zwei Eßlöffel pro Tag und pro Person verwenden.

Die Pflanzen, die wir für das Pulver verwenden wollen, suchen wir an einem sonnigen Tag im Mai/Juni *ohne* die Blüten und bei *abnehmendem* Mond. In der Mondphase haben die Pflanzen *weniger* Saft und trocknen viel schneller an einem schattigen, luftigen Ort. Sie werden nach dem Trocknen zu einem Pulver verrieben oder mit einem Mixer zerkleinert.

Rainfarn sollte, wenn man es an Suppen und Fleisch verwendet, immer *mitgekocht* werden. *Nicht* überdosieren, da es sonst schädigend wirkt! Vor der Verwendung sollte die Einnahme mit dem Therapeuten abgesprochen werden!

Ringelblume

Unter dem Stichwort »Ringelblume« können wir bei der heiligen Hildegard von Bingen u. a. lesen:

»Die Ringelblume hat starke Grünkraft gegen Gift in sich.

Wer Gift ißt oder wem es verabreicht wurde, koche Ringelblume in Wasser und nach dem Ausdrücken des Wassers lege er sie warm auf seinen Magen und sie erweicht das Gift und es wird von ihm ausgeschieden.

Dann wärme guten Wein, lege genug Ringelblumen hinein und damit wärme wiederum den Wein, und wer Gift genommen hat, trinke jenen halbwarmen Wein, und er schneuzt das Gift wieder durch die Nase aus oder wirft es durch den Schaum von sich aus.«

Hildegard von Bingen spricht also die langsamen, chronischen Vergiftungen durch Speisen, Pflanzengiften von Beeren, Früchten oder Pilzen an. Die Betroffenen sind nicht in unmittelbarer Lebensgefahr, aber diese Gifte wirken sich negativ auf den ganzen Organismus aus.

Durch die warmen Ringelblumenumschläge auf die Magenpartie und das Trinken von warmem Ringelblumenwein fördern wir die Ausscheidungen dieser Gifte aus dem Körper. Es wird damit entweder ein Durchfall oder ein Erbrechen ausgelöst, mit dem das Gift den Körper verläßt. Die heilige Hildegard sagt, daß es »schaumig« herauskommt. Bei manchen Patienten läuft dazu auch noch die Nase.

Aber die heilige Hildegard hat noch einen ganz anderen Schatz für uns parat, die heute fast überall bekannte

Ringelblumensalbe

Die heilige Hildegard schreibt über die Ringelblumensalbe:

»Ein Mensch, dem der Kopf »vellecht« (schuppig) wird, nehme Speck, schneide die Schwarte und das Weiche weg, zerstampfe den Rest in einem Mörser zusammen mit Ringelblume. Und damit salbe er den Kopf oft, und die »vellen« (Schuppen) fallen ab und sein Kopf wird schön sein.«

Bei schuppenartigen Hauterkrankungen, aber auch bei allen wunden Stellen zur schnelleren Abheilung kann man diese Salbe verwenden. Man sollte sich dazu ein Stück rohen, fetten Schweinespeck besorgen, die äußere Schwarte abschneiden und das reine Fett im Mixer ganz fein zerkleinern. Dann die ganzen Ringelblumen hineingeben und mit dem zerkleinertem Fett nochmals zermahlen und vermischen.

Die Blumen sollten kurz vor oder bei Vollmondstand am frühen Morgen geerntet und sofort weiter verarbeitet werden. Sie sollten sich, wenn Sie die Ringelblumen immer frisch erhalten, nur eine kleine Menge Salbe zubereiten, weil diese ohne irgendwelche Konservierungsmittel nicht sehr lange haltbar ist. Sie könnten natürlich auch als Konservierungsstoff etwas Honig und/oder etwas reines Bienenwachs zufügen. Dadurch wird die Wirkung fast nicht verändert, aber die Haltbarkeit wird etwas verlängert.

Salbei

Die heilige Hildegard schreibt dazu:

»*Salbei ist warm und trocken. Er ist nützlich gegen die kranke Säfte, weil er trocken ist. Roh und gekocht ist er gut für den, den schädliche Säfte plagen. Nimm Salbeipulver und iß es mit Brot, und es vermindert den Überfluß der schlechten Säfte in dir. Wer an Gicht leidet, koche Salbei in Wasser und trinke, und die Säfte und der Schleim wird ihm vermindert.*«

Bei allen »schlechten Säften« im Körper, die natürlich, wenn der Körper uns durch Kopfschmerzen anzeigt, daß irgendetwas nicht in Ordnung ist, im Überfluß vorhanden sind, sollten wir Salbei zur Reinigung und zur Ausscheidung dieser krankmachenden Stoffe im Essen mitverwenden. Bei Rheuma und Gicht sollten wir sogar einen *gekochten* Salbeitee zu uns nehmen, also nicht nur überbrühen, wie es für einen Salbeitee zum Gurgeln gemacht wird.

Bei Kopfschmerzen oder Migräne, bei Erkrankungen des Verdauungstraktes und auch bei Rheuma, sollte man immer wieder Salbeipulver mit etwas Brot essen.

Im ihrem Buch »Ursachen und Behandlungen von Krankheiten« schreibt die heilige Hildegard:

»*Wenn eine Speise, die einen verdorbenen Saft enthält, einem Menschen im Kopf Schmerzen macht, soll er gleiche Gewichtsteile Salbei, Majoran, Fenchel nehmen und mehr als das Gesamtgewicht davon Andorn. Den zu einem Brei verriebenen Kräutern füge er genügend Butter hinzu oder, wenn er diese nicht hat, mache er nach Zusatz von Fett aus diesem eine Salbe, reibe damit den Kopf ein, und er wird sich besser befinden. Denn Salbei, Majoran und Andorn sind trockner Natur und trocknen deshalb die vorgenannten Säfte aus. Der Saft des Fenchels aber ist feucht, und dieser mildert die Wirkung der eingetrockneten Säfte. Daher erleichtern sie, wenn aus ihnen mit Butter oder Fett, die heilsam sind, eine Salbe bereitet wurde, den vorgenannten Kopfschmerz.*«

Hier folgt ein Rezept für eine Salbe gegen Kopfschmerzen, die dann verwendet werden soll, wenn die Kopfschmerzen durch verdorbene Speisen verursacht worden sind, also vom Magen-Darm-Trakt ausgehen:

Salbei	1 Teil
Majoran	1 Teil
Fenchel	1 Teil
Andorn	3 $1/2$ Teile

Diese frischen Kräuter sollten zusammen zu einem Brei zerrieben oder in einem Mixer zerkleinert werden. Mit diesem Brei und mit Butter oder einem anderen Fett sollten Sie sich dann eine Salbe zubereiten und mit der Ihren Kopf an den Schmerzstellen einreiben. Die Schmerzstellen werden bei Kopfschmerzen durch eine verdorbene Speise meist die beiden Schläfen sein.

Schafgarbe

Die Schafgarbe ist ein großes Naturheilmittel, das auf der ganzen Welt anzutreffen ist. Auch die heilige Hildegard schätzt diese Pflanze sehr und schreibt dazu:

»Die Schafgarbe hat gesonderte und feine Kräfte für Wunden.«

Diese Wirkung ist eine der Indikationen, für welche die Schafgarbe überall bekannt ist. Die heiligen Hildegard schreibt weiter:

»Wer durch einen Schlag verletzt wird, wäscht die Wunde mit Wein, und soll dann mäßig in Wasser gekochte und dann ausgepreßte Schafgarbe warm über jenes Tuch binden, das auf der Wunde liegt. So nimmt sie der Wunde die Fäulnis und die Schwären und heilt sie. Dies mache so oft, solange es nötig ist.

Nachdem die Wunde begonnen hat sich zusammenzuziehen und zu heilen, soll die Schafgarbe direkt auf die Wunde gelegt werden, und sie wird umso gesünder und vollkommener geheilt.«

Bei Wunden im Kopfbereich, die ja immer mit akuten Kopfschmerzen einhergehen, werden diese durch die Schafgarbe fast schlagartig verbessert. Auch die Nachwirkungen von Wunden bleiben geringer, wenn sie, wie oben beschrieben, versorgt werden.

»Wer im Körperinnern eine Wunde erhielt, pulverisiere Schafgarbe und trinke das Pulver in warmem Wasser. Wenn es ihm besser geht, nehme er das Pulver in warmem Wein, bis er geheilt wird.«

Bei allen inneren Verletzungen oder Blutungen jeder Art hat sich Schafgarbenpulver bestens bewährt. Wenn es durch einen Unfall zu Blutungen im Kopfinnern kommt, was äußerst gefährlich sein kann, sollte man Schafgarbenpulver verabreichen, aber trotzdem den Verletzen einer ärztlichen Untersuchung und Behandlung zuführen.

Da das Pulver der Schafgarbe ebenfalls zur Operationsvorbereitung, zur Verhinderung von Thrombosen und zur besseren und schnelleren Ausheilung der durch eine Operation gesetzten Wunden dient, kann man dieses Pulver ohne Bedenken in solchen Fällen geben. Es bewirkt auch eine schnellere Heilung von Blutungen und Knochenbrüchen.

Aber auch bei Nieren-, Blasen- oder Gallensteinen oder -grieß ist diese Pflanze von unschätzbarem Wert. Durch die Einnahme werden die Schleimhautblutungen, die durch die Reibung der Steine oder des Grießes entstehen, in kurzer Zeit zum Stillstand gebracht. Die Steine oder den Grieß muß man als die Ursache dieser Blutungen natürlich gleichzeitig mit anderen Mitteln bekämpfen.

Vor »normalen« Operationen, auf die man Zeit zur Vorbereitung hat, sollte das Schafgarbenpulver ca. 2 bis 3 Wochen lang mehrmals täglich eingenommen werden. Man nimmt immer einen halben Teelöffel Pulver in etwas warmem Wein, noch besser natürlich in warmem Herzwein. Die Blutungen während der Operation werden merklich verringert, der Heilungsprozeß beschleunigt und die Gefahr einer Thrombose oder einer Embolie auf ein Minimum reduziert.

Hier kann man also in idealer Weise die Hildegard-Heilkunde mit der modernen Schulmedizin verbinden.

Aber Schafgarbenpulver ist nicht gleich Schafgarbenpulver!

Am besten haben sich nämlich für das Pulver die feingliedrigen Blätter bewährt, die sehr schnell trocknen und zerrieben ein sehr feines Pulver ergeben, das viel besser einzunehmen ist als das Pulver aus der ganzen Pflanze. Da Sie dieses Feinpulver aber nicht in einer Apotheke erhalten, sollten Sie dieses selbst für die Hausapotheke jedes Jahr frisch auf Vorrat sammeln und einlagern. Möglichst sollten Sie es natürlich abseits großer Straßen sammeln.

Dreitagefieber

»Wen das Dreitagefieber plagt, koche Schafgarbe und zweimal soviel Engelsüß in mildem und gutem Wein, seihe das durch ein Tuch und beim Herannahen des Fiebers trinke er diesen Wein. Diesen Kräuterwein trinke drei Tage, und wenn es nötig ist, erneuere er das mit frischen Kräutern, und er mildert das Fieber und er wird geheilt werden.«

Mit »Dreitagefieber« kann auch die so gefürchtete Malaria gemeint sein. Ein Patient, der darunter leidet, konnte mir bestätigen, daß mit diesem Wein seine Anfälle schwächer und nicht mehr so strapaziös seien. Er war für diesen Hinweis sehr dankbar.

Die Schafgarbe ist somit *das* Wund- und Blutungsmittel überhaupt. Es ist innerlich und äußerlich anwendbar, aber auch bei allen Verdauungsstörungen im Magen und Darm, mit und ohne Fieber und ebenfalls wirksam bei Kopfschmerzen und Migränen aus diesem Bereich.

Schröpfen

Das Schröpfen ist heute fast in Vergessenheit geraten. Es wird zwar noch in vielen Naturheilpraxen angewendet, aber der Trend ist (leider) rückläufig.

Schröpfen ist eines der ältesten Naturheilverfahren, weshalb der Schröpfkopf schon in frühesten Zeiten ein Zeichen der Heilkundigen war.

Auch bei Kopfschmerzen und Migränen ist das fachgerechte Schröpfen nach den Anweisungen der heiligen Hildegard neben dem Hildegard-Aderlaß eine der Therapien, die mit relativ wenig Aufwand sehr viel und sehr schnell erreicht.

Die heilige Hildegard schreibt zum Schröpfen:

»Schröpfen ist zu jeder Zeit gut und nützlich, damit die schädlichen Säfte und Schleime, die sich im Menschen befinden, vermindert werden. Diese Schleime sitzen zum größten Teil zwischen Haut und Fleisch, und sind dem Menschen besonders nachteilig.«

Bei Kopfschmerzen und Migräne sollte man nach ihren Anweisungen am Übergang vom Hals zum Rücken, also im Genick, oder hinter den Ohren vorsichtig *blutig* schröpfen, 3 bis 4 x pro Jahr.

Am Hals direkt darf nach den Regeln der Schröpfbehandlung *niemals trocken* geschröpft werden, weil es sonst zu Stauungen im Kopf kommen kann, die massive, teils sogar *lebensgefährliche* Beschwerden auslösen können. Dies gilt besonders für Patienten mit zu hohem Blutdruck! Durch trockenes Schröpfen am Hals und der dadurch bewirkten Druckerhöhung im Kopf könnte diese Maßnahme bei Bluthochdruckpatienten zu einem Schlaganfall führen. Deshalb ist die Beachtung der Anweisungen der heiligen Hildegard von größter Wichtigkeit!

Ferner sollte man nach den Organbezogenheiten im Zusammenhang mit Kopfschmerzen oder Migräne in den entsprechenden Head'schen Zonen blutig schröpfen. Nur bei sehr schwachem Gewebe sollte trocken geschröpft werden, um in diesen Bereichen eine bessere Durchblutung und damit auch einen besseren Gewebeaufbau zu erzielen.

Ausführlichere Angaben zum Schröpfen finden Sie in meinem Buch *Hl. Hildegard – Rheuma ganzheitlich behandeln*.

Tannensalbe

Diese Salbe der Hildegard-Heilkunde können Sie besonders gut gegen Nieren-Kopfschmerzen einsetzen, also bei zu hohem Blutdruck und dem entsprechendem Nieren-Kopfschmerz – vom Nacken aufsteigend und teilweise bis auf die Augen drückend.

Bei vielen Bluthochdruckpatienten wird der Hochdruck von der Schulmedizin meist als »essentieller Hochdruck« bezeichnet, das heißt, man weiß nicht, woher dieser kommt. Erfahrungsgemäß sprechen aber 95 % dieser Patienten auf eine Nierentherapie plus der entsprechend hohen Flüssigkeitszufuhr sehr positiv an. Der Blutdruck senkt sich langsam aber sicher und die starken Medikamente zur Blutdrucksenkung können nach und nach abgebaut werden.

Deshalb empfehlen die Therapeuten der Naturheilkunde den Patienten in solchen Fällen, daß die Nieren immer mitbehandelt werden sollten.

Die Tannensalbe besteht aus einem Auszug aus Frühlings-Tannenspitzen-Holz, Salbei und Bockstalg, also dem Fett einer Ziege oder eines Ziegenbockes. Diese Salbe können Sie selbst nur sehr schwer zubereiten, weil die notwendigen Zutaten nicht immer und überall zur Verfügung stehen. Deshalb sollten Sie die Salbe über die Apotheke oder den Fachhandel beziehen.

Wenn man bei entsprechendem Kopfschmerz damit die Stirn und die Schläfen immer wieder einreibt, wird der starke Kopfdruck etwas weggenommen. Wenn dem Körper zusätzlich entsprechend viel Flüssigkeit zugeführt wird, verschwinden die akuten Kopfschmerzen meist sehr rasch.

Veilchen

Eine Schmerztherapie bei Kopfschmerzen und Migräne!

Die wohlriechenden Veilchen, die jeder Blumen- und Naturfreund kennt und die schon im zeitigen Frühjahr unsere Augen und Nasen erfreuen, wachsen in vielen Gegenden fast wie »Unkraut«. Später im Jahr werden sie von anderen Pflanzen überdeckt. Sammeln sollten wir Veilchen im Frühjahr bei *zunehmendem* Mond, weil dann der benötigte Saft vermehrt in der Pflanze und der Blüte enthalten ist.

Die heilige Hildegard von Bingen schreibt u. a. im Kapitel über das Veilchen:

»Wer Kopfweh hat oder wessen Fleisch die Krebse zerfressen oder wenn er irgendwelche Geschwüre in seinem Körper hat, der nehme Veilchensaft und zum dritten Teil Olivenöl und dieselbe Menge Bockstalg wie Veilchensaft, bringe es zusammen in einem sauberen Topf zum Sieden und bereite eine Salbe.

Wer Kopfweh hat, der salbe mit dieser Salbe seine Stirne in der Quere, und es wird ihm besser gehen.«

Das Rezept für diese Veilchensalbe zum Selbermachen:

Ausgepreßter frischer Veilchensaft:	60 Gramm
reines Olivenöl:	20 Gramm
Bockstalg:	60 Gramm

Bockstalg ist das Fett von Ziegen oder Schafen, möglichst das der männlichen Tiere.

Die aufgeführten Zutaten werden zusammen in einem sauberen Tiegel unter ständigem Rühren bis zum Siedepunkt erhitzt und verrührt. Kurz vor dem Festwerden beim Abkühlen sollten Sie vielleicht noch ein paar Tropfen reines Rosenöl dazugeben, da dadurch sowohl die Wirkung, als auch der Geruch verbessert wird.

Die Veilchensalbe sollten Sie im Kühlschrank aufbewahren. Da keinerlei weitere Härter in dieser Salbe sind, wird sie im Sommer bei großer Hitze von den Hildegard-Vertrieben nicht verschickt, weil sie sich bei Hitze auf dem Transport fast verflüssigt und auslaufen könnte.

Die Salbe ist bei vielen Patienten sehr beliebt. Sie reiben die Veilchensalbe regelmäßig – auch wenn gerade keine Kopfschmerzen da sind – quer in die Stirn ein, also von Schläfe zu Schläfe. Wer sonst regelmäßig Stirn-Kopfschmerz hat, wird diese nicht mehr so oft bekommen, aber auch im akuten Fall kann die Salbe zur Verringerung der Schmerzen gut eingesetzt werden. Bei manchen Patienten ist sie das einzige Mittel, das überhaupt anschlägt und man sollte sie deshalb bei allen Kopfschmerz- und Migränearten unbedingt verwenden. Die Veilchensalbe sollte deshalb in keiner Hausapotheke fehlen.

Des weiteren wird sie zur Narbenpflege nach Krebsoperationen und Krebsbestrahlungen von vielen Patienten gerne genommen. Die Operationsnarben und die dunklen und teilweise verbrannten Areale auf der Haut der Bestrahlten werden damit weich und geschmeidig.

Weiter schreibt die heilige Hildegard beim Veilchen:

»Wenn jemand durch Melancholie und Verdruß im Sinn beschwert wird und so die Lunge schädigt (hier beschreibt die heilige Hildegard die typische Preßatmung, die Patienten machen, die psychisch belastet sind), *der koche Veilchen in reinem Wein, seihe es durch ein Tuch und gebe diesem Wein Galgant und Süßholz bei, soviel er will, und mache einen Klartrank und trinke, und es unterdrückt die Melancholie und macht ihn froh, und es heilt seine Lunge.«*

Bei Spannungs-Kopfschmerz durch psychische Belastungen sollten Sie sich diesen Veilchen-Wein kochen. Dazu nehmen Sie etwa 50 Gramm Veilchen auf 1 Liter Weißwein. Galgant und Süßholz sollten Sie nach Ihren Geschmacksvorstellungen zugeben.

Wasserlinsenelixier

Das nach einem sehr kompliziertem Rezept der heiligen Hildegard hergestellte Wasserlinsenelixier findet nicht nur in der Hildegard-Krebstherapie Verwendung. Sie sollten es auch bei allen Allergien zur Unterstützung der Nieren und den daraus resultierenden Kopfschmerzen, Rückenschmerzen und der Nieren-Migräne mit einsetzen. Es hat sich in diesen Fällen bestens bewährt, da alle Allergien nach Auffassung der Naturheilkunde mit den Nieren zusammenhängen und auch nur über eine ergänzende Therapie der Nieren wirkungsvoll behandelt werden können.

Vor allem bei Allergien, die unterschwellig ablaufen und als einziges Symptom Kopfschmerzen oder Migräne auslösen können, wirkt dieses Mittel stabilisierend auf den ganzen Organismus.

Man nimmt von diesem durch Galgant und Pfeffer sehr scharf schmeckendem Elixier morgens nüchtern und abends vor dem Schlafengehen jeweils ca. 20 ml, also ein kleines Likörglas voll. Es sollte mindestens 3 Monate ohne Unterbrechung eingenommen werden. Eine Einnahme über einen längeren Zeitraum schadet nicht.

Wegerichblätterpackung

Die heilige Hildegard schreibt beim Wegerich u. a.:

»Wer von Stechen geplagt wird, koche Wegerichblätter in Wasser und, nachdem das Wasser ausgedrückt ist, lege er diese warm an den Ort wo es schmerzt, und das Stechen wird weichen.«

Hier empfiehlt uns die heilige Hildegard bei *stechenden* Kopfschmerzen eine warme Wegerichblätterpackung zu machen. Wenn *die heilige Hildegard* sagt, daß diese Packung nur bei stechenden Schmerzen gemacht werden sollte, brauchen wir diese Packung bei anderen Schmerzen erst gar nicht versuchen.

Trotz dieser »Ersten Hilfe« muß natürlich an der Ursache und an der Grundregulation des Körpers gearbeitet werden, denn ein Schmerzmittel ist eben keine Therapie, sondern nur eine »Hilfe«.

Weinraute

Die Weinraute ist eine leicht hormonell wirkende Pflanze, auf die besonders Frauen in den sogenannten Wechseljahren ansprechen, aber auch die Männer. Sie hilft besonders bei Kopfschmerzen im Schläfenbereich, ferner bei Rückenbeschwerden im Lendenwirbelbereich – also bei Schmerzen, die vom Unterleib in den Rücken ausstrahlen – und auch bei Schmerzen und Verquellungen im Bereich des 7. Halswirbels. Dieser Bereich ist eine hormonelle Zone, die besonders bei Frauen nach der Menopause stark verspannt und dick aufgestaut ist. Man spricht hier sogar vom sogenannten »Hormon- oder Witwenbuckel«.

Die damit belasteten Frauen, die oft den dafür typischen Schläfen-Kopfschmerz haben, sollten nach jedem Essen ein bis zwei kleine frische Blättchen der Weinraute essen oder in rohem Zustand kurz vor dem Servieren an das Essen oder an den Salat geben. Die Blätter sollten niemals gekocht verwendet werden, da sie dann die gewünschte Wirkung nicht mehr in vollem Umfang haben.

Weiter schreibt die heilige Hildegard:

» ... wenn jemand eine andere Speise gegessen hat, wovon es ihn schmerzt, esse er nachher Raute und es schmerzt ihn weniger.«

Auch sollten Sie die Weinraute gegen »*Verdunkelungen der Augen*«, also gegen Durchblutungsstörungen im Augenbereich anwenden. Hier hilft die Weinraute mit bei Kopfschmerzen und Migräne im Schläfen-, Stirn- und im Augenbereich.

Es gibt auch über die Hildegard-Vertriebe Weinrautentabletten und Weinrautengranulat, die als Ersatz für das Frischkraut genommen werden können.

Weinrautensalbe

Die Weinrautensalbe, auch Nierensalbe genannt, ist auch ein kostbarer Schatz der Hildegard-Heilkunde. Man setzt sie bei allen Nierenerkrankungen und allen damit zusammenhängenden Beschwerden ein, also bei Nieren-Kopfschmerz und Nieren-Migräne, ebenso bei erhöhtem Blutdruck, der Hypertonie. Voraussetzung für eine wirksame Behandlung ist darüber hinaus die nötige Flüssigkeitszufuhr.

Die Salbe wird aus Weinraute, Wermut und Bärenfett – mit etwas Rosenöl duftmäßig und wirkungsmäßig verbessert – hergestellt.

Bei den oben aufgeführten Beschwerden bzw. entsprechenden Belastungen wird die Weinrautensalbe einmal am Tag am offenen Feuer eingerieben, wie uns die heilige Hildegard sagt. Möglichst 4 bis 6 Wochen lang sollte ihre Anwendung bei Nierenbelastungen und den entsprechenden Beschwerden sein. Bei einer Hypertonie reicht es, wenn nur zweimal pro Woche behandelt wird. Dann allerdings sollte die Therapie mehrere Monate lang durchgeführt werden.

Als Bestrahlungsquelle kann man zu Hause auch in Ermangelung eines offenen Feuers eine Rotlichtlampe nehmen. Zuerst wird eine Nierengegend einige Minuten bestrahlt. Während der weiteren Bestrahlung wird die Salbe eingerieben und danach sollte dieselbe Stelle nochmals einige Minuten bestrahlt werden. Anschließend müßte dieselbe Prozedur noch mit der anderen Niere gemacht werden. Die Wirkung ist meist sehr gut, wenn die Therapie konsequent durchgeführt wird.

Hier spielt allerdings noch ein weiterer Faktor eine Rolle:

Wer es »an den Nieren hat«, dem »*geht* etwas an die Nieren«. Wenn er sich über einen längeren Zeitraum auch immer wieder »die Zeit nimmt« und diese Bestrahlung mit der Einreibung an sich vornimmt, entkrampft und entspannt er anders, als wenn er irgendein Mittel nur »schnell« einnimmt. Diese Methode macht zwar weniger Arbeit, wird aber auch nur so *nebenbei* gemacht. Eine zeitaufwendige Behandlung wirkt immer viel besser, weil hierbei die Psyche mit einbezogen wird.

Weinrebentee

Die heilige Hildegard von Bingen schreibt von der Weinrebe u. a.:

»*Wer hustet und Schmerzen in der Brust und im Magen hat, der soll die Spitzen des Schosses, wenn gerade die Blüten hervorbrechen, mit den Blättern abschneiden. Und er soll es stark in Wasser kochen und durch ein Tuch seihen und es nüchtern und nach dem Essen oft trinken, und es wird ihm besser gehen.*«

Ein Tee bei der heiligen Hildegard von Bingen! Tees kommen relativ selten bei ihr vor. Hier muß man also die frischen Schößlingen an den Weinreben kurz vor der Blüte ernten und kochen und diesen Tee dann trinken.

Diesen Weinrebentee kann man allerdings nur machen, wenn man in einer Gegend wohnt, wo Wein wächst und auch nur sammeln, wenn der Weinbauer damit einverstanden ist. Am besten, man pflanzt sich selbst eine winterfeste Rebe an sein Haus, dann hat man sowohl die Schößlinge, als auch den Saft für die Öligen und die einfachen Rebtropfen für sich zur Verfügung.

Der Tee hilft hervorragend bei Kopfschmerzen im Schläfenbereich.

Weizenpackung

Die Weizenpackung nach der heiligen Hildegard dient zur Entkrampfung und zur besseren Durchblutung der Muskulatur im Wirbelsäulen- und Gelenksbereich.

Sie wird in erster Linie aber bei allen Rückenschmerzen mit eingesetzt, aber auch bei allen nichtentzündlichen Nierenerkrankungen mit Ausstrahlung in den Rücken. Durch diese Packung wird direkt durch die Entkrampfung der Muskulatur im Nacken-Schulter-Bereich jeder Kopfschmerz und jede Migräne gebessert. Aber auch durch die entkrampfende und durchblutungsfördernde Wirkung über die Head'schen Zonen zu den inneren Organen werden die Beschwerden gebessert, manchmal sogar regelrecht »weggezaubert«, so die Aussage einer Patientin.

Man besorgt sich die ganzen Weizenkörner.

> 1–2 kg Weizenkörner werden in
> 2–3 l Wasser
> ca. 10–15 Minuten (an-)gekocht.

Nach dem Abseihen gibt man die heißen Körner auf ein (Leinen-) Tuch, läßt sie erst einmal etwas abkühlen (sie sind »kochend« heiß!) und legt sich dann mit den schmerzenden Partien direkt mit der nackten Haut auf die gut warmen Weizenkörner. Die Haut muß direkten Kontakt mit den Körnern haben, ohne ein Tuch dazwischen!

Gut einpacken (lassen) und solange liegen bleiben, solange man sich darin wohlfühlt, meist ca. $1/2$ Stunde.

Wenn die Schmerzen akut sind, kann oder sollte man sogar diese Packung jeden Tag machen. Wenn eine Besserung eintritt, reicht es, wenn man sie nur noch zwei- bis dreimal pro Woche macht.

Man kann die Körner mehrmals verwenden, bis sie entweder zu weich werden oder bis sie (besonders im Sommer bei großer Hitze) anfangen sauer zu riechen. Dann sollten sie aber gegen neue Körner ausgetauscht werden.

Zum neuerlichen Erwärmen der Körner werden sie zusammen mit dem (Leinen-) Tuch in einen Topf mit durchlöchertem Dampfeinsatz gegeben. Durch das unter dem Einsatz verkochende Wasser und den dadurch aufsteigenden Wasserdampf werden sie wieder schonend erhitzt und können nochmals verwendet werden.

Wer sich leichter Weizen besorgen kann, sollte aber eventuell für jede Packung neuen Weizen verwenden. Diese Weizenpackung hat eine tief durchgreifende und noch Stunden anhaltende Wirkung, die sehr stark wohltuend entkrampfend und durchblutend wirkt.

Wermut

»Der Wermut ist sehr warm und sehr kräftig und ist der wichtigste Meister gegen alle Erschöpfungen.

Denn von seinem Saft gieße genügend in warmen Wein, und den Kopf des Menschen, wenn er schmerzt, befeuchte damit ganz bis zu den Augen und bis zu den Ohren und bis zum Nacken, und dies sollst du abends tun, wenn du schlafen gehst, und bedecke den ganzen Kopf mit einem wollenen Hut bis zum Morgen, und es unterdrückt den Schmerz des geschwollenen Kopfes und den Schmerz, der sich im Kopf »erbulset« von der Gicht, und es vertreibt auch den inneren Kopfschmerz.«

Gleich zu Beginn des Kapitels »Wermut« gibt uns die heilige Hildegard eine Einreibung mit frischem Wermutsaft in warmem Wein gegen verschiedene Arten des Kopfschmerzes.
Des weiteren schreibt sie über den Wermut:

»Und wenn der Wermut frisch ist, zerstoße ihn, und drücke seinen Saft durch ein Tuch, und dann koche Wein mit Honig ein wenig, und gieße diesen Saft in den Wein, so daß derselbe Saft den Wein und den Honig an Geschmack übertrifft, und trink dies nüchtern von Mai bis Oktober jeden dritten Tag, und es unterdrückt die »lanchsucht« (Nierenschmerzen und -erkrankungen) und die Melancholie in dir, und es macht deine Augen klar, und es stärkt das Herz, und es läßt nicht zu, daß die Lunge krank wird, und es wärmt den Magen, und es reinigt die Eingeweide, und es bereitet eine gute Verdauung.«

Das ist die Anweisung zu der in Hildegard-Kreisen berühmt gewordenen Wermutfrühjahrskur. Viele Patienten machen sie selbst für sich und ihre Familie.
Durch die leichten Bitterstoffe in diesem Wermutwein wird die Kloake der Leber, die Galle zur Sekretion angeregt und entgiftet und entschlackt so die größte Drüse des menschlichen Körpers und dadurch den ganzen Körper. Auch hilft Wermut bei der »lanchsucht«, also nicht nur bei Leber/Galle-Kopfschmerz oder -Migräne, sondern auch bei den typischen Nieren-Kopfschmerzen.

Das Rezept zum Selbermachen:

Frischgepreßter Wermutsaft	ca. 150 ml
Naturreiner Honig vom Imker	ca. 400 Gramm
Naturreiner Weißwein	3 Liter

Der Honig wird in Weißwein einige Minuten leicht geköchelt. Dann geben Sie den frischgepreßten Wermutsaft dazu. In Flaschen abgefüllt reicht die angegebene Menge für eine Person. »*Von Mai bis Oktober jeden dritten Tag*« sollte man dann morgens nüchtern ein Gläschen trinken.

Wenn Sie den Wermut kurz vor Vollmond im April oder Mai ernten, haben Sie die größte Saftausbeute. Sie zerkleinern die Kräuter in einen Mixer und pressen danach den Saft ab.

Zitwer

Die heilige Hildegard von Bingen schreibt u.a.

»Der Zitwer ist mäßig warm und hat große Kraft in sich. Wer sehr Kopfschmerzen hat, befeuchte ein Tuch mit Wasser, gebe darauf Zitwerpulver, binde es um die Stirn und die Schläfen und es wird ihm besser gehen.

Und wem der Magen mit schlechten Speisen angefüllt und arg beschwert ist, pulverisiere Zitwer, mache mit dem Pulver, etwas Semmelmehl und Wasser ein Törtchen und trockne es an der Sonne oder in dem fast kalten Ofen, pulverisiere das Törtchen und lecke dieses Pulver oft nüchtern und gegen Nacht wenn er schlafen geht, und sein Magen wird weich.«

Hier sind beim Zitwer zwei Arten der Anwendung bei Kopfschmerzen und Migräne aufgeführt:

- Ein Umschlag für den Kopf mit einem feuchten Handtuch, das man nach dem Befeuchten mit Zitwerpulver bestreut.
  Dieser Umschlag ist sehr angenehm und ist vor allem den Migräne-Patienten zu empfehlen, die in der akuten Phase nicht Essen und Trinken können.
- Die gemahlenen oder zerstoßenen Zitwerplätzchen.
  Man knetet aus Dinkelweißmehl und etwa $1/4$ davon Zitwerpulver und etwas Wasser einen Teig, rollt diesen aus und macht hauchdünne Plätzchen davon. Diese Plätzchen werden in der prallen Sonne oder im schon fast erkalteten Backofen getrocknet, zerstoßen oder gemahlen und dieses Pulver ist dann ein Heilmittel bei Kopfschmerzen und Migräne, vor allem, wenn diese durch eine nichtverträgliche Speise ausgelöst worden sind.

Zwergholder

Die heilige Hildegard von Bingen schreibt von ihm:

»*Der Zwergholder ist kalt und feucht und der Natur des Menschen entgegengesetzt, so daß, wenn ein Mensch ihn äße, ihm dies gefährlich wäre.
Aber wenn eines Menschen Kopf einen Ton wie brausendes Wasser wiedergibt, soll er so kalt um seinen Kopf gelegt werden, und es wird ihm besser gehen.*«

Mit dem Wort »Zwergholder« meint die heilige Hildegard den Zwergholunder oder Attich, einen nahen Verwandten des Holunders, Sambucus ebulus.
Essen sollte man ihn – wie wir gerade hörten – auf keinen Fall. Bei starken Kopfschmerzen aber und beim Tinnitus, also bei ständigem Ohrensausen, sollten wir die weichen, frischen Zweige als Packung um den Kopf binden. In manchen Gegenden werden die Zweige auch in Wasser gedünstet und dann warm als Packung verwendet. Dadurch kommt es zu einer Entkrampfung, einer besseren Durchblutung und somit zu einer allgemeinen Besserung dieses Krankheitszustandes.

Gewürze als Heilmittel bei Kopfschmerzen und Migräne

Gewürze sind ja nicht nur Geschmacksverbesserer, sondern in den meisten Fällen auch Heilmittel. Die heilige Hildegard von Bingen hat in ihren Schriften immer wieder darauf hingewiesen, welche Wirkungen gerade Gewürze auf den Körper, auf die Seele und auf das Gemüt haben. Das richtig und harmonisch gewürzte Essen schmeckt nicht nur gut, sondern wirkt auch auf unseren Körper wie ein gutes Medikament.
Wenn Sie Gewürze – wohldosiert – dort, wo sie vom Geschmack passen, an die verschiedenen Speisen geben, können Sie damit die Heilungstendenz bei allen Krankheiten – und hier natürlich besonders bei der Therapie von Kopfschmerzen und Migränen – harmonisierend beeinflussen und auch Medikamente einsparen.
Übermäßig angewendet können einige Gewürze schaden, teilweise sogar Vergiftungen auslösen. Vergiftungen kommen relativ selten vor, weil Gewürze in der Regel einen so intensiven Geruch und Geschmack haben, daß man von ganz alleine die Grenzen einhält und nicht überdosiert. Sie sollten beim Würzen eben die »Discretio« der heiligen Hildegard einhalten, das richtige Maß.

Außerdem können Sie besonders mit Gewürzen, wenn diese harmonisch verwendet werden, aus jedem Essen ein Festessen machen. Sie dürfen nur kein Gewürz im Übermaß verwenden, sondern die *Summe* der Gewürze sollte den guten Geschmack ergeben.

Wenn Sie ein harmonisch gewürztes und sehr schmackhaftes Essen zu sich nehmen und sich besonders zum Essen »Zeit nehmen«, entkrampfen Sie alleine schon durch den Genuß des Essens. Ergänzt durch die verschiedenen Wirkungen der Gewürze, kann ein solches Essen wie eine gute Medizin wirken.

Natürlich sollten Sie jetzt nicht den Fehler begehen und alle Gewürze, die von der Wirkung auf Sie selbst zutreffen, zusammenzumixen. Da könnten Sie eventuell ein Fiasko erleben. Außerdem ist es mit vielen Gewürzen wie mit vielen Medikamenten: Wenn man sie zu oft ohne Pausen über einen längeren Zeitraum einnimmt, wird die Wirkung langsam weniger und der Zweck ist verfehlt.

Deshalb sollten Sie vor allem verschiedene Gewürze in Ihrer Küche verwenden und immer durch eine Abwechslung andere Geschmacksrichtungen an Ihr Essen bringen. Auf diese Weise entwickeln alle Gewürze auch ihre volle erwünschte Wirkung.

Zum Würzen schreibt die heilige Hildegard von Bingen:

»Wenn der Mensch ißt und trinkt, dann lenkt ein im Mensch angelegtes Leitungssystem den Geschmacksstoff und den Feinstoff und den Duftstoff davon dem Gehirn zu und fördert seine Durchwärmung, indem er dessen Gefäßwärme auffüllt ... und auch Herz, Leber und Lunge saugen von diesem Geschmacksstoff, Feinstoff und Duftstoff etwas in ihre Gefäßräume ein, so daß sie davon angefüllt und ernährt werden, wie ein alter, ausgetrockneter Darm, wenn man ihn in Wasser legt, davon weich und voll wird ...«

Die moderne Medizin drückt diese Ansichten der heiligen Hildegard nach den neuesten Erkenntnissen der Wissenschaft mit etwas anderen Worten etwas trockener aus:

»Die ärztliche Erfahrung lehrt, daß intensive angenehme Duft- und Geschmacksreize anregen und beleben ...«

Dem Würzen der Speisen kommt somit bei der menschlichen Ernährung eine zentrale Bedeutung zu. Diese Meinung wird noch verstärkt, wenn wir bei Hildegard weiter lesen:

»Wenn ein Mensch rohe Äpfel, rohe Birnen, rohes Gemüse oder andere Rohkost zu sich nimmt, die weder durch Erhitzen, noch durch eine andere

Zubereitungsart ausgeglichen wurden, können sie auch im Magen-Darm nicht leicht zu Ende aufgeschlossen werden, weil sie vorher nicht ausgeglichen wurden. Die schlechten Säfte dieser Speisen, die durch Erhitzen oder eine Beigabe von Salz oder Essig hätten abgefangen oder neutralisiert werden sollen und somit nicht abgefangen und entfernt wurden, wenden sich der Milz zu und ändern sie, sodaß sie anschwillt und schmerzt ...Wenn sich diese schlechten Säfte zur Milz aufgemacht haben, dann verlassen sie diese und lassen sie leiden ...«

An einer andere Stelle warnt sie ebenfalls besonders vor Rohkost:

»Es gibt auch Menschen, deren Herz, Leber und Lunge und sonstige Wärmelieferanten mit ihrer Wärme nicht genügend dem Magen zur Endverdauung zu Hilfe kommen können, wenn diese Leute rohe und ungekochte oder fette Speisen zu sich genommen haben, zumal wenn diese (die Leute) zu fett und schwer oder trocken und hart sind....«

Diese Abschnitte in der Hildegard-Literatur geben einem zu denken.

Bei Anhängern der *reinen* Rohkost löst man damit einen Sturm des Protestes aus, aber die Erfahrung hat gelehrt, daß am Ende Hildegard doch recht hat.

Ich habe Vegetarier in der Praxis gehabt, die sich fast nur von Rohkost ernährten und über heftige Magen-Darm-Beschwerden mit Kopfschmerzen und Migräne klagten. Als sie mit viel Protest ihre Rohkost nach den Richtlinien Hildegards umstellten, gingen die Beschwerden, oftmals sogar ohne Medikamente, weg.

Die heilige Hildegard läßt uns also wissen, daß ganz rohe Kost für uns nicht verträglich ist, wenn sie nicht entweder gekocht wurde oder durch entsprechende Gewürze und Weinessig für den menschlichen Körper aufgeschlossen wurde. Nur so kann die Rohkost vom Körper auch richtig verarbeitet werden.

Die rohen Mohrrüben geraspelt und mit Gewürzen als Salat angemacht sind also gut bekömmlich und belasten den Verdauungstrakt *nicht*. Dagegen sind dieselben Mohrrüben roh aus der Hand gegessen für einen kranken Organismus unverträglich, weil sie erst im Magen und im Dünndarm mehr oder weniger aufgeschlossen werden müssen.

Erst durch die Gewürze werden diese Mohrrüben gut verträglich gemacht; Hildegard spricht von der Subtilität, der Feinstofflichkeit, die erst durch die Gewürze aufgeschlossen werden können und aus einem Nahrungsmittel ein Lebens- und Heilmittel machen können.

Es gibt nur wenige Speisen, die in *jeder* Form für uns gut verträglich sind, also auch in der rohen, ungewürzten Form. Hildegard schreibt: »In jeder Form für den menschlichen Körper ein Heilmittel!« Einige dieser echten *Lebensmittel* sind z. B. der Dinkel, der Fenchel oder auch die Edelkastanie.

Gewürze und Gewürzpflanzen, die unter anderem besonders auf die organorientierten Kopfschmerzen und Migränen positive Wirkungen ausüben können, sind:

> Ackerminze, Bachbunge, Bachminze, Bärlauch, Bärwurz (Pulver aus den Wurzeln), Basilikum, Bertram, Bohnenkraut, Brennessel, Brunnenkresse, Dill, Engelsüß, Gelber Enzian, Ingwer, Knoblauch, Kubebenpfeffer, Krauseminze, Meerrettich, Melde, Melisse, Muskatellersalbei, Petersilie, Pfeffer, Pfefferkraut, Poleiminze, Quendel, Rettich, Salz, Senf, Süßholz, Tausendgüldenkraut, Tormentill, Wacholder, Ysop, Zimt.

Diese genannten Gewürze und Kräuter sind nur eine bescheidene Auswahl des gesamten Spektrums der Hildegard-Würzheilkunde. Sie wirken auch, wenn sie nur einfach mitverwendet werden. Aber ihre umfassende heilende Wirkung entfalten die Gewürze und Gewürzpflanzen im besonderen Maße, wenn sie sorgfältig unter Beachtung der Anweisungen der heiligen Hildegard eingesetzt werden.

Erste Hilfe

Die »Erste Hilfe« bei beginnenden Kopfschmerzen und Migränen ist äußerst wichtig. Sie entscheidet oftmals darüber, ob es zu einer schweren und schmerzhaften Attacke kommt oder ob die Schmerzen schon zu Beginn abgefangen und eliminiert werden können.

Kopfschmerzpunkt drücken

Bei beginnenden oder auch bei schon akuten Kopfschmerzen oder einer Migräne wäre als erstes der sofortige Druck des »Kopfschmerzpunktes« an der Hand, den man überall und zu jeder Zeit problemlos drücken kann, angezeigt. Er bewirkt meistens eine spontane Entkrampfung aller Kopfgefäße und verhütet so Schlimmeres.

Um ihn zu finden, müssen Sie den Winkel der beiden Knochen suchen, den Daumen und Zeigefinger an der Hand bilden; für die Akupunkteure unter Ihnen: »Dickdarm 4«.

Von diesem Punkt »Dickdarm 4« tasten Sie in Richtung Zeigefingerspitze genau auf dem Knochen ca. 1 cm nach vorne und finden dort, wenn Sie Richtung Kleinfinger tasten, eine kleine Vertiefung im Knochen. Genau dieses ist unser gesuchter Kopfschmerzpunkt.

Diesen Punkt sollten Sie sofort selbst in Richtung der gegenüberliegenden Seite der Hand rhythmisch drücken, etwa alle Sekunde einmal, also eindrücken – loslassen – eindrücken – loslassen – usw. Sie sollten ihn erst an der linken Hand drücken, anschließend an der rechten Hand, um dann wieder zur linken Hand zurückzukehren. Der Kopfschmerzpunkt schmerzt in der Regel etwas, speziell an der linken Hand.

Die Kopfschmerzen lassen durch dies Maßnahme meistens fast schlagartig nach; die Patienten haben das Gefühl als ob es »heller« um sie herum würde. Dieser Punkt wird auch bei den Fastenkursen als »Erste-Hilfe-Punkt« verwendet, wenn ein Reaktionskopfschmerz auftritt.

Entspannung – Meditation – Gebet

Viele Patienten erzählen mir immer wieder, daß sie durch eine gezielte Entspannung beginnende Kopfschmerzen oder eine beginnende Migräne sofort abmildern oder sogar »wegzaubern« können. Man müsse sich nur »Zeit nehmen« für diese Entspannung.

Sie sollten sich bei beginnden Kopfschmerzen hinsetzen und versuchen, möglichst an gar nichts zu denken oder sich auf etwas sehr Schönes zu konzentrieren.

Manchen Patienten gelingt dieses mit einem intensiven Gebet, andere kennen Meditationstechniken oder auch Übungen aus dem autogenen Training.

Wieder andere Patienten stellen sich eine grüne Wiese in einer Waldlichtung vor, auf der sie neben einem fröhlich plätschernden Bach in der Sonne liegen, sich die Sonne »auf den Pelz brennen lassen«, sich vollkommen dem »Jetzt« und »Hier« hingeben, die Welt um sich herum vergessen und dadurch vollkommen entspannen.

Wenn Ihnen das gelingt und Sie sich auch »die Zeit dazu nehmen«, sich wirklich *jeden* Morgen ruhig hinzusetzen um eine solche oder eine ähnliche Meditationsübung zu machen, so ist dieses schon einiges mehr als nur »Erste Hilfe«, dann ist dieses eine äußerst wirksame Therapie.

Heißes Fußbad zur Ableitung

Bei allen Kopfschmerzen oder auch einer Migräne wirkt ein heißes Fußbad oft wie ein »Blitzableiter«. Meist sind bei solchen Schmerzen die Füße eiskalt und wenn Sie in diesem Fall die vom Herzen entferntesten Stellen – eben die eiskalten Füße – wieder in den normalen Kreislauf mit einbeziehen, werden die Schmerzen regelrecht abgeleitet.

Dabei muß man allerdings sagen, daß Sie sich hier auch wieder etwas Zeit nehmen müssen. Füße rein in das heiße Wasser – Füße raus – abtrocknen: das ist eine Fußwaschung und kein Fußbad. Ein richtiges Fußbad sollte mindestens 10 Minuten dauern, kann aber auch länger ausgedehnt werden. Sie sollten immer wieder heißes Wasser nachgießen und es solange ausdehnen, bis Sie merken, daß regelrechte Wärmewellen Ihren Körper von den Füßen aus durchfluten. Dadurch wird Ihr Kreislauf normalisiert und Verkrampfungen in den Gefäßen des ganzen Körpers – auch im Kopfbereich – gelöst und deshalb die Ursache der augenblicklichen Schmerzen aufgelöst.

Es genügt, wenn das Fußbad bis zu den Knöcheln oder etwas darüber geht. Dieses Fußbad können auch Patienten machen, die Krampfadern haben und sich dadurch manchmal nicht trauen ein Fußbad nach Pfarrer Kneipp bis zur halben Wade zu machen.

Solch ein heißes oder sogar aufsteigendes Fußbad sollten Patienten mit chronischen Kopfschmerzen oder Migräne sogar öfters machen, auch in der anfallsfreien Zeit. Es wirkt nicht nur bei akuten Kopfschmerzen ableitend, sondern es verhindert oder mindert zumindest eine weitere Verkrampfung der Gefäße.

Herzwein nach Hildegard von Bingen

Man kann mit diesem Herzwein nach der heiligen Hildegard von Bingen, oftmals auch Petersilien-Honig-Wein genannt, enorm in das Geschehen von Kopfschmerzen oder Migräne positiv eingreifen, zu Beginn sogar eventuell einen Anfall verhindern. Auch bei Unterzucker mit Kopfschmerzen ist dieses Heilmittel äußerst hilfreich.

Näheres siehe im Kapitel »Herzwein«.

Rotlichtbestrahlung im Nacken

Eine ganz einfache Rotlichtbestrahlung im Nacken, also im Bereich der Nakken-Nieren-Zonen, kann oftmals einen beginnenden Kopfschmerz oder eine beginnende Migräne in diesem Stadium abblocken und erst gar nicht zum

Ausbruch kommen lassen. Voraussetzung ist aber, daß Sie gleichzeitig Ihren Flüssigkeitshaushalt in Ordnung bringen. Wenn nämlich die Nieren an Kopfschmerzen oder Migräne mitbeteiligt sind – was diesen typischen Kopfschmerz vom Nacken aufsteigend über den Kopf meist bis zu den Augen ziehend auslöst – ist Wasser oder Kräutertee die allerbeste Medizin.

Ausreichende Flüssigkeitszufuhr

Bei dem soeben beschriebenen typischen Nieren-Kopfschmerz hilft oftmals die sofortige Zufuhr großer Mengen Flüssigkeit. Ein halber Liter kalter oder warmer Tee sofort getrunken kann sehr oft diesen Kopfschmerz innerhalb von Minuten zum Verschwinden bringen. Unter »kalt« ist hier natürlich »zimmerwarm« gemeint und nicht eiskalt aus dem Kühlschrank.

Hirschzungenpulver

Das Hirschzungenpulver ist ein ideales völlig nebenwirkungsfreies *Schmerzmittel* aus der Hildegard-Heilkunde.

Die heilige Hildegard schreibt:

»Dörre sachte Hirschzunge in der heißen Sonne oder auf einem warmen Ziegelstein, pulverisiere sie so und lecke dieses Pulver nüchtern und nach dem Essen oft aus deiner Hand und es nimmt den Schmerz im Kopf, in der Brust und es dämpft andere Schmerzen, die in deinem Körper sind.«

Dieses Pulver aus getrockneten Hirschzungenblätter ist ein ideales »Erste-Hilfe-Mittel« für Patienten mit Kopfschmerzen oder Migräne, aber auch gegen Schmerzen anderer Art. Man gibt hierbei etwas trockenes Pulver auf seine Handfläche und leckt es von dieser ab. Durch dieses Lecken von der eigene Haut entsteht scheinbar eine Wirkung, die man sich bisher wohl nicht recht erklären kann, aber die Erfahrungen haben gezeigt, daß es so genommen besser wirkt. Es kann und soll auch kein »Radikalmittel« sein, aber es macht die Schmerzen erträglicher, ohne den »Notschrei des Körpers« ganz auszuschalten. Man wird damit wieder »Herr über sich selbst«, wie ein Patient es einmal ausdrückte, und kann dann weitere, notwendige Maßnahmen mit etwas klarerem Kopf vollziehen.

Schwarzer Kaffee mit Zitrone

Unter vielen Migräne-Patienten kursiert dieses altes Hausrezept gegen akute Migräne, *das* von manchen sogar als das »Wundermittel« bezeichnet wird, das aber nur beim *akuten* Schmerz hilft.

Sie sollten sich im akuten Anfall eine Tasse starken, schwarzen Kaffee machen und diesen ungesüßt mit dem Saft einer ganzen Zitrone vermischt trinken. Manche Patienten nehmen auch nur eine halbe Zitrone. In vielen Fällen hilft der Kaffee augenblicklich.

Es ist natürlich nur eine »Erste Hilfe«, aber als solche schon zu empfehlen, wenn Sie darauf ansprechen sollten. Wenn diese Maßnahme nicht beim ersten Mal helfen sollte, dann brauchen Sie diese gar nicht mehr weiter auszuprobieren. Auch wenn Sie eine Abneigung gegen den Geruch und Geschmack haben, sollten Sie den Kaffee nicht trinken.

Sie können dieses Mittel anfangs bei einer akuten Migräne einsetzen. Sie müssen sich aber darüber im klaren sein, daß es nur ein Hilfsmittel gegen die *akuten* Schmerzen ist und *kein* Heilmittel, mit dem Sie die Erkrankung an der Wurzel packen können.

Nicht-Hildegardische Therapien gegen Kopfschmerzen und Migräne

Nicht-Hildegardische Therapien sind Heilmethoden, die zwar in der Praxis zum Wohle der Patienten eingesetzt werden, die aber nicht aus dem Schatz der Hildegard-Heilkunde kommen, sondern aus der ganz »normalen« Naturheilkunde. Ich setze sie sehr gerne zusammen mit den Hildegard-Therapien ein, weil sie sich gegenseitig ergänzen und verstärken.

Augeneinschwellungen

Augeneinschwellungen, sogenannte Lidödeme, treten sehr oft bei Patienten auf, die von den Nieren her belastet sind und meistens den typischen Nieren-Kopfschmerz haben oder irgendwann bekommen. Die stark geschwollenen Ober- und / oder Unterlider sind ein ganz typisches Zeichen dafür.

Diese Ödeme sollten – neben einer Hildegard-Nieren-Therapie und ausreichender Flüssigkeitszufuhr – mit einzelhomöopathischen Mitteln unterstützend behandelt werden. Ich verordne diesen Patienten:

Bei Oberlidödem:
>Kalium carb. D 6 Tabletten
>2 – 3 x pro Tag 1 Tablette lutschen

Bei Unterlidödem:
>Apis D 6 Tabletten
>2 – 3 x pro Tag 1 Tablette lutschen

Nach einer Infektion oder wenn die Schwellung schon seit Jahren vorhanden war, verordne ich die obigen Mittel bei den entsprechenden Symptomem in der D 12 oder gar in der D 30 und lasse dann von diesen Mitteln 1 bis 2 Monate nur *einmal* am Tag eine Tablette lutschen.

Entsäuerung des Körpers

Die starke Übersäuerung des Verdauungstraktes und des Körpers z. B. durch zuviel Alkohol und Nikotin, ruft in allen Fällen Kopfschmerzen hervor.

Den durch solche Exzesse total übersäuerten Körper muß man entsprechend *entsäuern*.

Aber man ist meist nicht nur durch zuviel Alkohol und Nikotin übersäuert, sondern auch durch andere schlechte Gewohnheiten, z. B. falsches und zu hastiges Essen, zuviel Eiweiß und zuviel Süßes im Essen, aber auch durch Hetzen im Beruf und in der Freizeit, also durch Streß. Man ist eben »sauer«, was nicht nur ein körperlicher, sondern auch ein seelischer Zustand ist und wenn man sauer ist, kann man sich nicht richtig entkrampfen. Also sind die Kopfschmerzen teilweise auch dadurch bedingt.

Diese Entsäuerung kann man am besten durch basisches Essen und basische Getränke erreichen, also durch Dinkel und grüne Gemüse aller Art – z. B. auch durch die Fastensuppe, die in den Fastenkursen angeboten wird, und natürlich Fencheltee (siehe *Hl. Hildegard – Heilfasten*).

Ebenfalls ist eine Entsäuerung durch das Weglassen säuernder Speisen und Getränke, also möglichst *ohne* tierisches Eiweiß – z. B. Fleisch, Fisch, usw. – und ohne Alkohol möglich. Allein durch diese Maßnahmen können Sie schon in relativ kurzer Zeit sehr viel erreichen.

Natürlich kann es möglich sein, daß man in solchen akuten Fällen die überschüssige Säure des total übersäuerten Magen erst einmal mit Alka-Seltzer, Natron oder mit ganz einfacher Heilerde binden muß. Dann wirken die basischen Essen natürlich noch viel besser.

Eine besondere Rolle nimmt die schon erwähnte Heilerde ein.

Sie ist ein bedeutendes Heilmittel der Volksheilkunde, das man in allen Kulturkreisen auf allen Kontinenten findet und das überall innerlich und äußerlich zur Anwendung kommt.

Bei saurem Magen oder bei Magenbeschwerden wird meist zuerst ein Teelöffel Heilerde genommen, entweder pur in den Mund und eingespeichelt oder mit etwas Wasser. Trocken wirkt sie aber besser.

Die Heilerde bindet die überschüssige Säure im Magen-Darm-Bereich und scheidet das Ganze über den After aus. Gleichzeitig wird der Darm innen »wie mit Scheuersand saubergeputzt«, sagte man früher.

Aber auch das Kauen von Dinkelflocken entsäuert den Magen. Eine Patientin erzählte mir, daß sie bei saurem Aufstoßen vom Magen – also einer typischen Übersäuerung – einfach einen Teelöffel voll Dinkelflocken in den Mund nimmt, gut durchkaut und dann schluckt. Sie empfindet die basischen Dinkelflocken als eine sehr viel angenehmere Medizin als Natron oder Heilerde. Außerdem wirken die Dinkelflocken bei ihr auch viel schneller als andere Mittel.

Patienten, denen ich diese Methode zur Nachahmung empfohlen habe, konnten die gute Wirkung nur bestätigen.

Gesichtsguß/Gesichtsdusche

Bei Kopfschmerzen oder Migräne hilft oft ein Gesichtsguß oder eine Gesichtsdusche um die ärgsten Schmerzen wegzunehmen.

Beim Gesichtsguß muß man einen Wasserschlauch haben, aus dem ungefähr daumenstark das Wasser fließen kann. Man dreht das Wasser nur so stark auf, daß der Wasserstrahl, wenn man den Schlauch nach oben hält, ungefähr eine Handbreit nach oben sprudelt, nicht mehr.

Man bückt sich jetzt mit dem Gesicht über eine Wanne oder ein Waschbecken und benetzt von unten das Gesicht, indem man über die Schläfen und die Stirn langsam den kalten Wasserstrahl führt und dann mit leichten Hin- und Herbewegungen das ganze Gesicht bis unter das Kinn und wieder zurück zur Stirn mit dem Wassermantel regelrecht umkleiden läßt. Dieses macht man eine oder zwei Minuten lang. Man kann zum Abschluß noch einmal kurz den Wasserstrahl in das Genick halten.

Patienten mit Kopfschmerzen oder Migräne bringt das eine enorme Besserung ihrer augenblicklichen Beschwerden, in manchen Fällen sogar eine sofortige Schmerzlosigkeit.

Bei der Gesichtsdusche verwendet man eine Dusche, die man natürlich nicht voll aufdreht. Trotzdem läßt sich hier manchmal nicht ein gewisser Druck vermeiden, um ausreichend Wasser in das Genick zu bekommen. Deshalb wird die Gesichtsdusche besonders von Migränepatienten oft nach dem ersten Versuch abgelehnt.

Kohlumschläge

Bei vielen Beschwerden haben sich Kohlumschläge als sehr heilsam erwiesen, ebenfalls bei Kopfschmerzen und Migräne. Wer einmal die heilsame Wirkung dieses Gemüses selbst erlebt hat, wird immer wieder darauf zurückgreifen.

Bei entzündlich-geschwollenen Geschehen kann man diese Kohlumschläge machen, aber auch bei allen Schmerzen, indem man direkt auf den »Tatort« die weichen Kohlblätter auflegt und festbindet. Die gute Wirkung schreibt man dem im Kohl reichlich vorhandenem Schwefel zu, der in Verbindung mit dem im Blatt enthaltenen Chlorophyll teilweise wahre Wunder wirken kann.

Man nimmt für die Umschläge ausschließlich die äußeren, grünen Blätter des Wirsingkohls, wäscht sie etwas mit kaltem Wasser ab, schneidet die dicken Mittelrippen heraus und rollt die Blattlappen mit einem Nudelholz oder einer Flasche weich, so daß zwar das Blatt gebrochen ist, aber es nicht auseinanderfällt. Dabei aber bitte keinen Wirsingbrei erzeugen! Die Blätter sollen noch als solche zu erkennen sein. Die weichgerollten Blättern legen Sie nun auf die schmerzenden Stellen – Gelenke oder Kopf – und binden sie etwas fest. Wenn diese Blätter trocken sind, sollten sie immer wieder gegen neue, saftige Blätter ausgetauscht werden, bis eine Besserung eintritt.

Kuhne'sche Reibesitzbad

Diese fast in Vergessenheit geratene Therapie, das Reibesitzbad nach Kuhne, ist ein sehr wirksames und einfaches Mittel um den inneren Organismus einzuregulieren und somit viele Beschwerden zu beseitigen. Dadurch hilft es auch sehr gut bei der Behandlung von Kopfschmerzen und Migräne.

Am besten läßt es sich – so vorhanden – auf einem Bidet machen, das man mit kaltem Wasser füllt. Wenn kein Bidet zur Verfügung steht, kann man auch einen Plastikeimer oder eine kleine Wanne verwenden.

Man setzt sich mit gespreizten Beinen darauf und schöpft erst mit der eigenen Hand kaltes Wasser von unten und gießt es vom Nabel abwärts immer wieder über den Bauch. Wenn man sich an das kalte Wasser etwas gewöhnt hat, kann man auch schon mit dem kalten Wasser vom Nabel bis zur Scham etwas reiben. Dann nimmt man eine Badebürste mit Stiel, umwickelt sie mit einem kleinen, rauhen Frotteehandtuch und bringt damit immer wieder kaltes Wasser in die Genitalgegend, wo man mit dieser tuchumwickelten Bürste und dem kalten Wasser leichte Reibungen durchführt.

Für die Haut und das darunterliegende Gewebe ist dieses ein Kaltwasserschock, den der Körper mit einer sehr starken Durchblutung in diesem Bereich erwidert. Es kommt zur sogenannten »Reaktiven Hyperämie«.

Natürlich darf man diese Kaltwasserbehandlung *niemals* machen, wenn man sich selbst kalt fühlt. Deshalb sollte man immer vor dieser Behandlung unbedingt ein heißes Fußbad machen und erst, wenn man dadurch im ganzen Körper sich wohlig warm fühlt, mit der Behandlung beginnen.

Natürlich sollte man auch *während* der Behandlung gut eingepackt sein, damit man keinen oder wenig Wärmeverlust hat. Nur so kann diese Therapie massiv in das Körpergeschehen eingreifen. Manche Therapeuten sagen zwar, man sollte diese Anwendung nicht mit der Hand machen – wie gerade beschrieben – weil sonst ein Teil der Wirkung verloren geht. Dies gilt m. E. vor allem bei Patienten, die leicht frieren und zu niedrigem Blutdruck neigen. Wer aber ein »Vollblüter« ist, erhöhten Blutdruck hat und oft und leicht schwitzt, der kann zuerst einmal mit der Hand beginnen.

Diese Reibesitzbäder sollten diejenigen Patienten machen, die Beschwerden im Urogenitalbereich, also Nierenblasenerkrankungen oder Störungen im Genitalbereich haben. Auch alle Kopfschmerzen und Migränen, die mit diesen Organen im Zusammenhang stehen, reagieren sehr positiv auf die Bäder. Dabei wird der Schmerz oft recht gut fühlbar nach unten abgezogen und verschwindet nach wenigen Minuten. Dieses Reibesitzbad wirkt aber auch bei Störungen im Verdauungstrakt, bei Bronchialbeschwerden, bei Depressionen, bei sonstigen psychischen Erkrankungen und bei Schlaflosigkeit.

Die allgemeine Widerstandskraft wird dadurch gestärkt und vorhandene Schmerzen werden geringer.

Sofort beenden sollte man diese Behandlung, wenn man auch nur das *geringste* Kältegefühl verspürt, sonst kommt es zu einer schädigenden Wirkung.

Die beste Zeit für diese Behandlung ist abends vor dem Schlafengehen. Die Dauer sollte – je nach Gefühl des Patienten – zwischen 3 und 10 Minuten, in Ausnahmefällen auch einmal 15 Minuten sein. Wenn man eine richtige Kur damit machen möchte, sollte man dieses Reibesitzbad 4 bis 6 Wochen lang machen. Anfangs jeden Abend, bei fühlbarer Besserung nur noch jeden 2. bis 3. Tag.

Es ist sowohl für Frauen, als auch für Männern geeignet. Wenn es allerdings bei den Männern mit leichter Prostataveränderung nach der Behandlung zu Abflußstörungen des Urins kommt – was sehr selten der Fall ist – sollten Sie damit aufhören.

Leberwickel

Bei allen Leber-Galle- und auch Bauchspeicheldrüsen-Migränen ist der Leberwickel – oder Oberbauchwickel – von großer Wichtigkeit. Er unterstützt die Entgiftungsfunktion dieses wichtigen Organs und hilft so, daß der Körper wieder ins rechte Lot kommt.

Er sollte prinzipiell *nach* dem Essen gemacht werden. Dazu sollten Sie sich ca. eine halbe Stunde lang möglichst ins Bett legen. Das mit heißem Wasser befeuchtete und zusammengefaltete Frotteehandtuch legen Sie sich so heiß wie möglich auf den Oberbauch und geben zur Erhaltung der Wärme noch eine mit heißem Wasser halbgefüllte Gummiwärmflasche auf das Handtuch.

Die feuchte Wärme dieses Leber- oder Oberbauchwickels wirkt stark entkrampfend und durchblutungsfördernd auf Leber, Galle und Bauchspeicheldrüse. Der abfließende Gallengang und der Gang von der Bauchspeicheldrüse vereinigen sich kurz vor dem Dünndarm und die Verdauungssäfte fließen gemeinsam durch die »Vater'sche Papille« in den Dünndarm. Durch diesen gemeinsamen Ausgang entsteht eine Art Sogwirkung auf die abfließenden Gänge von Bauchspeicheldrüse und Galle und werden so besser gereinigt.

Durch diese Entstauung werden natürlich auch die Kopfschmerzen und Migränen, die aus dem Oberbauchbereich mitbeeinflußt werden, gebessert.

Nierensteinverschluß

Bei vorhandenem Nierenstein kommt es vor, daß die Patienten plötzlich keinen Tropfen Urin mehr lassen können, weil ein Stein in den ableitenden Harnwegen sitzt. Meist macht sich dies mit sehr starken Schmerzen lokal und auch mit dem typischen Nieren-Kopfschmerz bemerkbar.

In solchen Fällen sollte der Patient bzw. seine Angehörigen als »Erste Hilfe« schon vor dem Eintreffen des Notarztes, der unbedingt gerufen werden sollte, ein Kamillensitzbad machen lassen. Der Notarzt wird dem Betroffenen in der Regel eine stark krampflösende und steintreibende Injektion geben, die aber in vielen Fällen, wenn gleich wie folgt verfahren wird, nicht mehr notwendig sein wird.

Dazu nimmt man 30–40 Gramm Kamillenblüten auf ein Liter Wasser, kocht es ganz kurz auf, gießt den Tee *mit* den Blüten in einen Plastikeimer und füllt diesen mit kochendem Wasser soweit auf, daß der Eimer halb gefüllt ist. Der Patient setzt sich nun mit entblößtem Gesäß auf diesen Eimer und wird mit einer Decke oder einem Badetuch zugedeckt. Wenn ein Korbstuhl mit Löcher auf der Sitzfläche oder ein Krankenklosettstuhl vorhanden ist, kann man den Eimer darunter schieben und den Patienten auf den Korb oder den Klosettstuhl setzen lassen. Das ist für den Patienten in dieser schmerzhaften Situation einfacher. Man muß den Patienten entsprechend abdecken und den kochenden Kamillentee immer wieder erneuern oder zumindest erwärmen. Wenn man einen Blecheimer benutzt, kann man diesen auch auf ein Stövchen setzen, so daß die Flüssigkeit immer heiß bleibt und dampft.

In der Regel dauert es keine $^1/_2$ Stunde, bis der Schmerz nachläßt und keine zwei Stunden, bis der Nierenstein abgegangen ist. Der Urin kann wieder ganz normal fließen und die Kopfschmerzen verschwinden auch; in solchen Fällen ist eine Injektion nicht mehr nötig.

Da sich aber ein Nierenstein auch einmal gewaltig verklemmen kann, ist der Notarzt und der Urologe in solchen Fällen natürlich schon nötig. Der Stein wird dann meist mit der Schlinge herausholt oder – wie es heute in größeren Kliniken schon öfter gemacht wird – mit Ultraschall zertrümmert.

Ölkur gegen Gallensteine

Diese Ölkur zur Entfernung von Gallen-Steinen sollte man möglichst unter Betreuung eines Heilpraktikers oder Arztes machen. Zuerst muß man sich von einem Apotheker folgende Ölmischung zusammenstellen lassen:

Ol. Menthae pip.	0,1
Ol. Menthae crisp.	0,1
Ol. Terebinthinae rect.	3,0
Glycerinum pur.	40,0
Ol. Olivarum	100,0

Am Abend vor der Kur sollte man nur sehr wenig essen und nur sehr leicht verdauliche Lebensmittel zu sich nehmen. Anschließend nimmt man ein Abführmittel, das den Darm massiv zur Entleerung anregt, z. B. eine hohe Dosis Flohsamen (Semen Psyllii) zusammen mit viel Flüssigkeit und irgendeinem Pflanzenöl, möglichst aber *keine* Glauber- oder Bittersalze.

Am Morgen der Kur verrührt und verquirlt man die obige Ölmischung mit 2 Eigelb, 2 Eßlöffel Weinbrand und 2 Eßlöffel Zitronensaft.

Diese Mischung, die nicht schlecht schmeckt und von den Patienten spaßeshalber »Eierlikör« genannt wird, sollte man innerhalb einer Stunde langsam und »genußvoll« trinken. Dabei sollte man im Bett liegen und eine feuchtheiße Packung auf dem Bauch haben, die immer wieder erneuert werden sollte, damit der Bauch schön warm und locker ist (siehe: Leberwickel).

In greifbarer Nähe sollte ein Toiletteneimer stehen, damit dem Drang zur Entleerung nachgegeben werden kann.

Gallen- und Darmsteine, aber auch verseifte Galle aus den Gallengängen, werden hiermit ausgetrieben und schwimmen nach der Entleerung des Darms oben auf dem Wasser.

Erst am Abend oder am nächsten Morgen sollte mit einer leichten Kost wieder mit dem Essen angefangen werden.

Niemals darf diese Ölkur gemacht werden, wenn eine Gallenblasenentzündung oder eine andere Entzündung im Körper vorhanden ist. Hier muß vor dieser Anwendung zuerst die Entzündung behandelt werden.

In vielen Fällen konnte ich mit dieser Methode schon Patienten helfen und vor einer Gallenoperation bewahren. Die Maßnahme geht allerdings nur bei kleinen Steinen und bei Gallengrieß. Wenn sehr große Steine vorhanden sind – was vorher durch Röntgen oder Ultraschall abgeklärt sein sollte – darf diese Methode *nicht* angewendet werden!

Reflexzonentherapie am Fuß

Die Reflexzonentherapie am Fuß ist eine der besten Therapien, die man sowohl als Diagnostik, als auch als Therapie einsetzen kann. Viele Kopfschmerz- und Migränepatienten behandle ich – neben begleitenden medikamentösen Maßnahmen und natürlich der übrigen Hildegard-Heilkunde – mit dieser Methode.

In manchen Fällen mache ich nach einer allgemeinen ersten Untersuchung bei Patienten mit Kopfschmerzen oder Migräne eine Serie Reflexzonenbehandlungen am Fuß. Bei dieser Therapie erhält jeder Patient von mir den Auftrag, *jede* kleinste Veränderung am und im Körper, auch jede psychische Veränderung mit Datum und Uhrzeit zu registrieren.

Diese Aufzeichnungen sollten wie das persönliche Kopfschmerzen- oder Migräne-Tagebuch sein, nur in diesen Punkten noch etwas ausführlicher. Meine Patienten haben also gar nicht die Möglichkeit sich *nur* behandeln zu lassen, sondern sie werden in den Prozeß voll mit einbezogen.

Mit dieser Therapie ergeben sich die mannigfachsten Reaktionen:

Als erste Reaktion wird meistens der Schlaf tiefer, intensiver und qualitativ besser. Meine Patienten sind viel ausgeruhter und entkrampfter als vorher.

Alle Ausscheidungen werden intensiver sowohl in der Menge, als auch in der Qualität, vor allem aber geruchsintensiver. Dieses gilt sowohl für den Urin, für den Stuhlgang, als auch für die Ausscheidungen aus dem Nasen-Rachen-Raum, den Bronchien und der Haut. Durch die Reflexzonentherapie am Fuß werden die alten Schlackenstoffe aus dem Körper geräumt, bzw. die normalen Ausscheidungen werden intensiv unterstützt. Voraussetzung ist natürlich auch hier, daß der Patient auch ausreichend trinkt.

Es werden alte Herde aktiviert. Hier erschrecken manche Patienten, wenn man ihnen dies sagt. Sie brauchen aber keine Angst zu haben, da nur diejenigen Herde aktiviert und dadurch auch ausgeheilt werden, die sowieso stören, die also vorher noch nie bis zur völligen Ausheilung therapiert worden sind.

Dazu ein Beispiel: Wenn ein Patient öfters Reizungen und Entzündungen im Nasen-Nebenhöhlen-Bereich hatte und diese immer wieder mit Antibiotika »behandelt« worden sind, kommt es oft zu einer Abkapselung der Erkrankung in diesem Bereich – sie wird chronisch. Die Reizungen und Entzündungen kommen immer wieder einmal an die Oberfläche, werden immer wieder »konsequent« mit Antibiotika »behandelt«, sind dadurch einige Zeit nicht spürbar, kommen wieder, werden wieder »behandelt«, usw. Ein ewiger Teufelskreis.

Durch die Reflexzonentherapie am Fuß wird die Kapsel dieses Herdes »geknackt«, die Nase fängt wieder an zu laufen – aber *ohne* die üblichen, sonstigen Beschwerden – der Dreck kommt heraus und der Herd ist saniert. Das ist beileibe kein Einzelfall, sondern kommt bei jedem zweiten oder dritten Patienten vor.

Andere, die ihre Herde anderswo haben, bekommen dann eben dort ihre Beschwerden. Dies kann soweit führen, daß als Reaktion manche Patienten für einige Stunden nach der Reflexzonentherapie am Fuß sogar etwas Fieber bekommen. Das Schlechteste, was die Patienten in solchen Fällen machen können ist, daß sie gegen dieses Fieber ein Mittel einnehmen. Wenn man ihm seinen Lauf läßt, klingt es nach der ersten Behandlung nach maximal 24 Stunden wieder ab, nach der zweiten Behandlung oft schon nach der Hälfte der Zeit und sehr selten bekommen Patienten, die als Reaktion Fieber hatten, dieses auch noch nach der dritten Behandlung. Der ehemalige Fieberherd ist dann ausgeräumt und meist ist dann ein anderer Herd an der Reihe.

Oft sollte man nach einer Serie, das sind bei mir in der Praxis je nach Fall zwischen 8 und 12 Behandlungen, erst einmal aufhören und dem Körper etwas Zeit zur Reaktion darauf geben. Später, d. h. nach frühestens 3 Monaten, kann man die nächste Serie machen. Kinder benötigen in der Regel nicht soviel Behandlungen. Je jünger, desto weniger. Bei Säuglingen und Kleinkindern reichen oftmals 2 bis 4 Behandlungen schon für eine Serie aus.

Diese Behandlung sollte man sich allerdings nur von einer Therapeutin oder von einem Therapeuten machen lassen, der Erfahrung und vor allen Dingen auch die richtige Ausbildung dafür hat.

Reistag

Beim Nieren-Kopfschmerz, bzw. bei der Nieren-Migräne – also bei dem Schmerz, der vom Nacken und Hinterkopf bis zu den Augen zieht – sollte man anfangs möglichst 1 bis 2 Tage in der Woche einen Reistag zur Entstauung des ganzen Körpers durchführen.

An diesem Tag sollte man zu jeder Mahlzeit, also 3mal am Tag, Reis ohne Gewürze und auch ohne Salz gekocht, zusammen mit viel natursüßem Apfelmus essen. Man kann sich damit ruhig sattessen.

Das natursüße Apfelmus – also *ohne* Zucker und natürlich auch *ohne* künstliche Süßstoffe – wird mit reichlich Zimt gewürzt, da dieser nicht nur das ganze Essen sehr schmackhaft macht, sondern auch noch das Blut reinigt, wie wir bei der heiligen Hildegard nachlesen können.

An diesem Reistag sollte man auch zu und vor allem zwischen den Mahlzeiten ausreichend ungesüßten Kräutertee trinken.

Dadurch werden die Nieren durchgespült und der Körper von Schlacken gereinigt.

Anschwellungen und Wasseransammlungen im und am Körper werden ausgeschwemmt und ein vorhandener Nieren-Kopfschmerz oder eine Nieren-Migräne werden sehr positiv beeinflußt. Akute Geschehen verschwinden an diesem Tag meist ganz.

Schleimhaut-Regie nach Dr. Vogler

Diese einfache Therapie ist besonders bedeutsam bei allen Kopfschmerzen oder Migränen aus dem Nebenhöhlenbereich oder bei Entzündungen im Körper, die auch in den Kopf mit ausstrahlen.

Man reibe jeden Morgen mit einer weichen Zahnbürste den Gaumen und den Zungengrund sehr leicht ab. Vorsicht, nicht die feinen Schleimhäute verletzen!

Danach wird der Mund mit kaltem Wasser ausgespült und etwas kaltes oder – wenn man anfangs noch etwas empfindlich ist – etwas lauwarmes Wasser in jedes Nasenloch hochgezogen und kräftig ausgeschneuzt.

Alle Schleimhäute im Körper hängen über Reflexzonen zusammen und reagieren auch zusammen. Reizungen im Nasenschleimhautbereich geben über Reflexbahnen diesen Reiz an die Schleimhäute des Magen-Darmes und des Urogenitalbereiches weiter. Kopfschmerzen oder Migränen, die aus diesen Bereichen beeinflußt werden, reagieren also auch auf diese Schleimhaut-Regie, die der geniale Naturheilarzt Dr. Paul Vogler aus Berlin entwickelt hat und die schon im Laufe der Jahrzehnte vielen, vielen Patienten geholfen hat.

Die Schleimhautregie sollte *ohne* Unterbrechung ca. 6 Monate lang durchgeführt werden!

Wärmflasche/Warmes Fußbad

Bei Kopfschmerzen oder Migräne sollte man immer für warme Füße sorgen. Kalte Füße machen viele Bemühungen nutzlos, weil es hier zu einer Einschränkung des Kreislaufs kommt und nur mit einem gut funktionierendem Kreislauf eine Hilfe zur Besserung erfolgen kann.

Wärmflasche/Warmes Fußbad

Entweder sollte der Patient sich eine warme Wärmflasche an die Füße legen (lassen) oder ein richtig heißes Fußbad machen. Während des Fußbades sollte er auch immer wieder etwas heißes Wasser nachgießen, so daß das Wasser niemals in der Temperatur absinkt, solange er die Füße im Wasser hat. Wenn er dann merkt, daß warme Wellen von den Füßen aus durch den Körper gehen, wird besonders der Spannungskopfschmerz merklich vermindert.

»Der Schmerz wird regelrecht nach unten gezogen!«, so die Aussage vieler Patienten.

Unterstützen kann man diese Maßnahme mit kalten oder warmen, oftmals sogar richtig heißen Umschläge auf Hals, Stirn und/oder Magen. Kalt sollte man diese Umschläge machen, wenn der Patient sich »hitzig« fühlt, warm oder sogar heiß, wenn er im Zustand des akuten Kopfschmerzes oder der akuten Migräne zum Frieren neigt.

Teil 3

Andere körperliche Ursachen für Kopfschmerzen und Migräne und ihre Behandlungsmöglichkeiten

Die Wirbelsäule und ihre Segmente

»Vor allem ist es notwendig, sich über den Zustand der Wirbelsäule zu informieren, denn viele Krankheiten gehen von ihr aus!«

Diese Worte sagte der Ärzte-Vater Hippokrates im 5. Jahrhundert vor Christus und an dieser Tatsache hat sich bis zum heutigen Zeitpunkt nichts verändert, eher im Gegenteil! Durch zuviel Komfort, zu »gutem« (in Wirklichkeit aber zu schlechtem) Essen und durch zu wenig und zu einseitige Bewegung, werden die Rücken und alles, was damit zusammenhängt, immer schlechter.

Wenn heute jemand mit Kopfschmerzen oder Migräne in meine Praxis kommt, schaue ich mir als Chiropraktiker natürlich als erstes die Wirbelsäule, das knöcherne Becken als Basis und die gesamte Statik dieses Patienten an. In 80 von 100 Fällen kann ich durch eine gezielte Therapie der Wirbelsäule schon die vorhandenen Beschwerden enorm lindern.

In manchen Fällen liegt sogar die eigentliche Ursache in diesem Bereich und die Kopfschmerzen können dann oftmals mit einer Behandlung schlagartig beseitigt werden. Manchmal – wenn die Grundursache von Kopfschmerzen und Migräne im Wirbelsäulenbereich sehr lange zurückliegt und die Verschiebungen sich in der falschen Lage stabilisiert haben – benötigt man natürlich auch mehrere Behandlungen dafür. In ganz schweren und alten Fällen kann man – trotz ersichtlicher Ursache in diesem Bereich – auch gar nicht mehr

Andere körperliche Ursachen und Behandlungsmöglichkeiten

helfen, weil sich schon zu viele, nicht wieder zu beseitigende Veränderungen ergeben haben.

Erst wenn man als Ursache der Erkrankungen für Kopfschmerzen und Migräne die Wirbelsäule *ausgeschlossen* hat, sollte man weiter suchen. Es bleiben trotzdem immer noch genügend Fälle für andere Therapien übrig.

Die komplexen Zusammenhänge zwischen der Wirbelsäule und ihren einzelnen Segmenten und deren Beeinflussung der jeweiligen Körperregionen und der verschiedenen Organe muß man sich bei einer solchen Therapie sehr genau anschauen. Als Beispiel hierfür möchte ich das Steißbein nennen.

Das Steißbein kann oft schon als Kind gebrochen oder verschoben sein. Da von hier die Feinsteuerung der ganzen Wirbelsäule und aller ihrer Segmente ausgeht, kann dies eine Ursache für Kopfschmerzen und Migräne sein, auf die man – wenn man nicht direkt danach sucht – gar nicht kommt.

In manchen Fällen kann man das Steißbein wieder »einrichten«, wie man so schön sagt. In sehr schweren Fällen muß es eventuell sogar unter einer leichten örtlichen Betäubung durch eine Injektion wieder gebrochen werden und kann erst dann korrigiert werden. Dies kommt zwar sehr selten vor, aber im Laufe einiger Jahrzehnte Praxis habe ich es doch schon einige Male machen müssen. Es geschieht natürlich nur nach einer intensiven Aussprache und der ausdrücklichen Zustimmung des Patienten. Aber immer, wenn ich mich zu dieser Therapie entschloß und der Patient seine Zustimmung dazu gab, war danach eine äußerst positive Wirkung auf die Erkrankung, wegen welcher der betroffene Patient in die Praxis kam, zu erkennen.

Diese Wirbelsäulentherapie ist eine Ordnungstherapie, die im Spiel der Regulationen eine oft unterschätzte Rolle spielt. Vom Gehirn gehen die Nerven für jede einzelne Zelle durch den Rückenmarkskanal, treten an der für sie vorgesehenen Stelle zwischen je zwei Wirbelkörpern aus der Wirbelsäule aus und gehen dann zu »ihrer« Zelle. Natürlich treten alle einzelnen Nerven, die zu einem Organ oder einem Organteil gehören, als gebündelte Nerven in einem Strang aus der Wirbelsäule aus und verteilen sich dann erst dort, wo es notwendig ist – am oder im zu versorgenden (innervierenden) Organ. Jede kleine Nervenfaser geht dann zu »ihrer« Zelle.

Da die Wirbelsäule in sich beweglich ist, kommt es an den Austrittsstellen der Nerven aus der Wirbelsäule, aus dem sogenannten Zwischenwirbelloch (Foramen intervertebrale), immer wieder einmal zu Nervenwurzelreizungen, weil einzelne Austrittsstellen etwas eingeengt werden. Diese Nervenwurzelreizung ist um so wahrscheinlicher, wenn sich ein Wirbelkörper zu seinem oberen oder unterem Nachbarn etwas verkantet hat. Das bekannteste Beispiel hierfür ist der Ischiasnerv, der bei einer Verkantung oder Verschiebung (Subluxation) oder oftmals auch nur bei einer starken Muskelverhärtung im Lendenwirbelbereich (Myogelose) gereizt wird und dann schmerzhaft in die Beine zieht.

Geht jetzt an einer solchen Austrittsstelle ein so gereizter Nerv zu einem Organ, kann dort »ein komisches Gefühl«, wie manche Patienten sagen, auftreten, das bis zu einem Schmerz führen kann, obwohl das betroffene Organ (noch) nicht erkrankt ist. Wird die Ursache an der Nervenaustrittsstelle an der Wirbelsäule nicht behandelt, kann es im durch diesen Nerven versorgten Organ selbst zu Verkrampfungen, Unterversorgungen, Stauungen und schließlich sogar zu echten Organstörungen und selbst zu Erkrankungen führen. Diese so gestörten oder erkrankten Organe können dann natürlich wieder reflektorisch Kopfschmerzen oder Migräne auslösen. Die auf diese Weise entstandenen Beschwerden können durch eine Behandlung des Organs gar nicht richtig therapiert werden, solange die Wirbelsäule nicht korrigiert worden ist. Immer wieder kommt dann nämlich vom Wirbelsäulenrückensegment der negative Reiz zum belasteten Organ, der jede Therapie zunichte macht.

Deshalb ist es so wichtig, daß die Wirbelsäule wirklich bei *jeden* Kopfschmerzen und bei *jeder* Migräne zuerst untersucht und behandelt wird. Diese Behandlung sollte natürlich auch immer in engem Zusammenhang mit anderen, ordnenden Maßnahmen geschehen. Nur so kann man solche Erkrankungen ganzheitlich therapieren.

Die Organbeeinflussung über die Head'schen Zonen

Aber nicht nur über die Wirbelsäule und ihre Segmente, sondern auch über die sogenannten Head'schen Zonen, besonders über die Head'schen Rückenzonen, kann man mit jeder Therapie fast alle Organe positiv oder negativ beeinflussen.

Dr. Henry Head war ein Neurologe aus London, der von 1861 bis 1940 lebte. Er entdeckte im Jahre 1890 bestimmte Zonen am Körper, besonders am Rumpf vorne und hinten, die einen direkten Zusammenhang zu bestimmten Organen aufweisen. Er fand heraus, daß Veränderungen oder Erkrankungen in Organen sich durch eine Veränderung oder eine vermehrte Schmerzhaftigkeit oder auch eine Übersensibilität in der zu diesem Organ gehörigen Zone bemerkbar machten. In diesen Zonen gab es wiederum bestimmte Punkte, die bei einer Erkrankung des Organs zusätzlich eine besondere Schmerzhaftigkeit aufwiesen. Head nannte diese Punkte, weil sie ein Maximum an Übersensibilität zeigten, »Maximalpunkte«.

Head teilte den menschlichen Körper – von den einzelnen Wirbelkörpern ausgehend – in verschiedene Segmente ein und wie diese Zonen vom entspre-

_____ Andere körperliche Ursachen und Behandlungsmöglichkeiten _____

chenden Wirbelsegment nervlich versorgt werden. Man setzte später der Einfachheit halber den Buchstaben des Teils der Wirbelsäule, von dem dieses Segment ausgeht, vor die Numerierung und konnte so für jeden Fachmann (oder Fachfrau) reproduzierbar diese Segmente numerieren:

C setzte er für »Cervical« = Halswirbelsäulenbereich
Th für »Thoracal« = Brustwirbelsäulenbereich
L für »Lumbal« = Lendenwirbelsäulenbereich und
S für »Sacral« = Kreuzbeinbereich.

Die Nummern der einzelnen Segmente begannen oben und wurden dann nach unten durchgezählt. So kam man auf 8 C-Segmente vom Schädelknochen Unterkante zum 1. Halswirbel = C 1, bis zum Übergang vom 7. Halswirbelkörper zum 1. Brustwirbelkörper = C 8. Anschließend begann man wieder mit der Zahl 1, also mit Th 1, Th 2, usw. An dieser Einteilung hat man bis heute nichts geändert und sie wird überall auf der ganzen Welt verwendet.

Besonders Internisten und Neurologen kennen diese Head'schen Zonen sehr genau und verwenden sie täglich in der Praxis zur Diagnostik. Sie fahren mit einer feinen Nadel oder einem kleinen Pinsel über diese Zonen und registrieren dabei sowohl die Reaktionen des Patienten, als auch die direkten Hautreaktionen in diesem Gebiet. Diese Hautreaktionen können sich durch Zucken der überreaktiven Zone oder auch durch rote Striche und plastische Anschwellung dieser Striche auf der Haut bemerkbar machen. Oftmals auch durch eine Gänsehaut in diesem Bereich.

Ebenfalls jeder Heilpraktiker – und besonders jeder Chiropraktiker – arbeitet täglich in der Praxis mit diesen Zonen. Man achtet dabei besonders auf übermäßige Schmerzhaftigkeit und Ausfalls- bzw. Lähmungserscheinungen in diesen Gebieten und den dazugehörigen Segmenten in der Peripherie des Körpers. Es kann auch zu übermäßiger Schweißabsonderung, zu auffallender Röte oder auffallender Blässe kommen. Diese Zeichen sagen einem dann, welches Segment und welches Organ gestört ist und wo man bei einer Therapie im wahrsten Sinne des Wortes »Hand anlegen« muß.

Auch die sogenannte Bindegewebsmassage – von Prof. Dr. Kohlrausch und der Krankengymnastin Elisabeth Dicke zusammen entwickelt und später von anderen Fachfrauen und Fachmännern noch ergänzt und weitergeführt – ist auf diesen Head'schen Zonen aufgebaut. Man ging dabei von der Überlegung aus, daß diese nervlich-vegetativen Bahnen keine Einbahnstraßen sind, sondern daß die Reize in beide Richtungen gehen können. Wenn eine organische Erkrankung auch eine Veränderung der Reaktion im entsprechenden Segment des Rückens z. B. auslösen kann, muß eine manuelle Therapie in dieser Rückenzone auch das dazugehörige Organ beeinflussen können. Die Praxis gab diesen Fachleuten dann Recht.

Man kann diese Zonen und die Maximalpunkte darin und das dazugehörige Organ auf jede mögliche Art beeinflussen. Das Organ reagiert auf Wärme- und Kältereize, auf manuelle Therapie wie Einreibungen mit bestimmten Stoffen, auf Massagen aller Art, auf blutiges und unblutiges Schröpfen usw. Aber auch auf jede Injektion oder das Ansetzen von Blutegeln in diesen Bereichen löst entsprechende Reize aus.

Auf diese Weise kann man über diese Zonen auch das gestörte oder auslösende Organ, das mit Kopfschmerzen oder Migräne zusammenhängt, positiv beeinflussen und so eine gezielte Schmerztherapie betreiben. Aber hier wird nicht nur der Schmerz, sondern meist sogar die eigentliche Ursache oder zumindest *eine* der Ursachen behandelt.

Man kann aber natürlich auch über diese Zonen das entsprechende Organ überreizen und dann negative Reaktionen auslösen:

Als ich vor fast 40 Jahren meine Massageausbildung an der Universitätsklinik in Würzburg machte, überreizte ein Kollege bei einer Patientin mit einer *zu* intensiven Behandlung die Gallenzone, obwohl er wußte, daß sie Gallensteine hatte. Prompt bekam sie noch während der Behandlung eine Gallenkolik. Dieses Erlebnis hat mir erstmals die sehr intensive Wirkung dieser Zonen vor Augen geführt und seither beachte ich sie immer ganz besonders und hüte mich davor, daß ich allzu starke Reize setze.

Der Beckenschiefstand

(siehe Kapitel »Chronische Kopfschmerzen – Beckenschiefstand und/oder Wirbelsäulenverkrümmung«)

Die Head'schen Zonen und Segmente können von einem Beckenschiefstand negativ beeinflußt werden, ohne daß es die Patient selbst erfahren. Sie fühlen sich krank, »nicht so recht wohl«, aber es ist organisch nichts zu finden.

Der »Beckenschiefstand« ist heute m. E. eine regelrechte Volkskrankheit, die viele Beschwerden direkt und indirekt auslösen kann, auch Kopfschmerzen und Migräne.

Viele Menschen haben chronische Rückenschmerzen, deren Ursache sind eine Arthrose der Iliosacralgelenke und ein Beckenschiefstand, der ferner massive Organbeschwerden und ausstrahlende Beschwerden in ganz andere Teile des Körpers verursacht. Dabei muß es noch nicht einmal zu Schmerzen im Becken-Kreuzbein-Bereich kommen. Diese Stelle kann nur der »stille« Herd dieser Erkrankungen sein.

Andere körperliche Ursachen und Behandlungsmöglichkeiten

Die Ursache des Beckenschiefstandes liegt oft schon bei der Geburt, wenn die Hebamme oder der Arzt ein Baby nur an *einem* Bein in die Höhe gehoben hat, statt an beiden Beinen. In anderen Fällen kann ein Beckenschiefstand erst später durch einen leichten »Fehltritt« oder Sturz, bei dem das Becken verschoben wird, entstehen. Oft auch durch ständige Fehlhaltungen in Beruf und Hobby durch nicht ergometrische Sitze oder sonstige nicht passende Arbeitsgeräte. Heute haben ca. 80 bis 90 Prozent der Bevölkerung einem leichten oder schwereren Beckenschiefstand. Mindestens 50 % der Betroffenen habe dadurch starke organische Beschwerden, die aber nicht von der Wirbelsäule und vom Becken behandelt werden, sondern *nur* organisch. Diese Behandlung bringt nur eine augenblickliche Verbesserung, solange die Medikamente wirken, geht aber *niemals* an die eigentliche Ursache.

Einen leichten Beckenschiefstand kann der Körper kompensieren, einen schwereren – also ab ca. 1,5 bis 2 Zentimeter – muß er auf andere Weise auffangen. Kleinste Verschiebungen im Beckenbereich führen zum »short-leg-Syndrom«, also zu einer geringen *scheinbaren* Längendifferenz der Beine. Durch die gestörte Statik kommt es zu kompensatorischen Verkrümmungen der Wirbelsäule, massiven Verspannungen, Schmerzen und auch vorzeitigen Abnutzungserscheinungen.

Da der Mensch immer ein aufrechtes Wesen sein möchte und der Kopf immer genau senkrecht über dem Becken stehen soll, muß der Beckenschiefstand von der Wirbelsäule aufgefangen werden. Dadurch bekommt sie eine leicht schlängelnde Verkrümmung bis oben hin zur Halswirbelsäule. Dort wo die Wirbelkörper schräg zueinander stehen, kommt es zu Verengungen der Zwischenwirbellöcher, also der kleinen »Fenster« zwischen je zwei Wirbeln, aus denen je ein Nerv austritt. Durch die Nervenwurzelreizungen an diesen Stellen kommt es wiederum zu Schmerzen und Verspannungen, die dann ihrerseits Kopfschmerzen auslösen können, wie im Kapitel vorher schon beschrieben.

Wie kompliziert die Zusammenhänge sein können, kann an einem kleinen Beispiel aus der Praxis eines Kollegen erklärt werden:

Zu ihm kam vor Jahren ein Patient mit chronischen Kopfschmerzen. Dieser Patient hatte seit Jahren alle möglichen Untersuchungen und auch Behandlungen ohne Erfolg über sich ergehen lassen: Chiropraktik, Massagen, Fango, Reizstrom, Bestrahlungen, Spritzen, Medikamente. Alle brachten nur für sehr kurze Zeit eine gewisse Besserung.

Der Heilpraktiker fand einen Beckenschiefstand und auch ein Hühnerauge vor. Erst als dieses Hühnerauge entfernt war, konnte eine erfolgreiche Therapie des Beckenschiefstandes durchgeführt werden und die Kopfschmerzen gingen weg. Durch die Schonhaltung wegen des Schmerzes am Hühnerauge hatte der Patient seinen Beckenschiefstand und dadurch seine chronischen Kopfschmerzen bekommen.

Die Therapie des Beckenschiefstandes:

1. Gezielte, sanfte Chiropraktik, wobei das Becken gerade geschoben werden und die Verklebungen in den Iliosacralgelenken gelöst werden müssen. Diese Maßnahmen sollte man mit anderen manuellen Therapien, z. B. weichen einfühlsamen Massagen, trockenem oder blutigem Schröpfen, aber auch durch Blutegeltherapie ergänzen.
2. Wirbelsäulengymnastik, anfangs am besten unter der Anleitung einer Krankengymnastin oder eines Krankengymnasten. Diese zeigen Ihnen dann auch den weiteren Weg der Übungen für zu Hause, wo man sie regelmäßig weiter führen muß.
3. Weizenpackungen im Lendenwirbel-Becken-Bereich
(siehe Hildegard-Therapien: Weizenpackung)
4. Der Kniehebel: *Vor* dem Aufstehen am Morgen aus dem Bett sollte man das abgewinkelte »scheinbar« längere Bein mit beiden Händen umfassen und zwei- bis dreimal zur gegenüberliegenden Schulter ziehen. Auch nach einem Vollbad oder am Ende eines Saunaganges, wenn man entspannt ist, sollte man diesen Kniehebel machen. Nachts sollte man bei Seitenlage im Bett immer das scheinbar längere Bein anziehen und das scheinbar kürzere Bein ausstrecken (Erinnerungszettel auf den Nachttisch legen!).

Außerdem sollte man tagsüber beim Sitzen *niemals* das scheinbar kürzere Bein über das scheinbar längere Bein überschlagen, sondern höchstens umgekehrt. Im entgegensetzten Fall stellt man immer wieder den alten Zustand des Beckenschiefstandes her. Wenn man das längere Bein überschlägt, hebt man das Becken auf der nach unten hängenden Seite nach oben und begradigt den Beckenzustand.

Wechselbeziehungen zwischen Zähnen und Organen

In der Naturheilkunde ist es schon immer bekannt und die Schulmedizin kommt jetzt langsam auch immer mehr zur Überzeugung: Es besteht eine *Wechselbeziehung* zwischen den Zähnen und einzelnen Organen.

Andere körperliche Ursachen und Behandlungsmöglichkeiten

Genau so, wie die Head'schen Zonen am Rücken und in der Peripherie keine Einbahnstraßen sind, ist es hier auch: Eine Veränderung in einem Organ beeinflußt einen oder mehrere Zähne, die einen Bezug zu diesem Organ haben. Ebenso werden auch kranke und störende Zähne eine negative Auswirkung auf die in bezug zu ihnen stehenden Organe haben.

Die Erfahrung von Generationen von Patienten und sich damit beschäftigenden Therapeuten kann dies bestätigen. Einer der Pioniere auf diesem Gebiet ist der Nürnberger Arzt Dr. med. dent. Fritz Kramer, der sein ganzes Leben lang mit viel Erfolg zu diesem Thema gearbeitet hat und seine Erfahrungen auch einem breiten Publikum zugänglich gemacht hat.

Natürlich stören nicht nur die Zähne selber; es wird auch über die Umgebung der Zähne eine Störung der Energie in diesem Bereich bewirkt, welche über den Umweg der Zähne auf die Organe einwirkt und deren Funktion beeinflussen kann.

So können z. B. Gold und Amalgam zur gleichen Zeit im Mund eine massive Störung auslösen; da der Speichel leicht sauer ist und in diesem sauren Milieu zwischen zwei verschiedenen Metallen Strom fließt (im Prinzip wie bei einer Batterie). Diese »Batterie im Mund« beeinflußt die Lebensenergie in den Zahnbereichen, die zwischen den beiden Metallen liegen.

Dasselbe passiert auch, wenn man zwei verschiedene Goldlegierungen im Mund hat. Auch hier sind zwei verschiedene Metalle, bzw. Metall-Legierungen, die ständig Strom erzeugen; das bleibt nicht ohne Auswirkungen auf den Organismus.

Daneben ist die Störung durch Amalgam selber zu berücksichtigen: es werden ständig Quecksilberionen an die Schleimhaut und an den Körper abgegeben, die fortlaufend den Organismus etwas stören. Wir sind im Augenblick mit der Forschung noch nicht ganz soweit, aber der Zeitpunkt wird kommen, an dem Amalgam in der Zahnheilkunde gerade *wegen* dieser Störungen verboten wird. Warum müssen die Zahnärzte herausgebohrtes Amalgam als Sondermüll entsorgen und im Zahn des Patienten soll es nicht störend wirken?

Deshalb mein dringender Rat an meine Patienten:

Sprechen Sie mit Ihrem Zahnarzt und – wenn dieser in der Sache kein offenes Ohr für Sie hat – haben Sie den Mut und wechseln Sie den Zahnarzt, auch wenn Sie ihn schon ein Leben lang hatten. Erklären Sie ihm folgendes:

- Bei jeder Zahnbehandlung, bei der an einem Zahn gebohrt werden muß, in dem sich Amalgam befindet, sollte aus diesem Zahn das ganze Amalgam entfernt werden und nicht nur brüchige Teile. Der

Zahn sollte anschließend mit relativ neutralen Materialien wie Porzellan oder Kunststoff saniert werden oder als beste Lösung alles eine Goldfüllung erhalten.

Wenn mir ein Zahnarzt erzählt, daß Kunststoffe nicht so lange halten würden wie Amalgam, zeige ich ihm eine kleine Kunststoff-Füllung, die mir ein Zahnarzt im Jahre 1957 in Schweinfurt eingesetzt hat. Diese Füllung reizt jeden Zahnarzt zum Bohren, weil sie sich farblich etwas von der Umgebung abhebt. Sie bleibt aber – solange sie hält – als Beweis in meinem Mund, denn sie hält nun schon 40 Jahre lang. Wenn *das* kein Beweis für die Haltbarkeit von Kunststoffen ist?

- Gold ist auch nicht gleich Gold. Es werden heute im Zahnbereich die verschiedensten – teurere und billigere – Goldlegierungen angeboten und verwendet. Biologische orientierte Zahnärzte kennen das Problem und testen heute auch schon die für Sie am geeignetsten erscheinende Zahnfüllung aus. Achten Sie aber darauf, daß bei Ihnen *immer* die gleiche Goldlegierung verwendet wird.

- Wenn Sie eine komplette Sanierung der Zähne machen wollen, was oftmals sogar sehr sinnvoll ist, lassen Sie immer nur sehr langsam und vorsichtig und niemals zu viele Zähne auf einmal sanieren, d. h. das Amalgam in ihnen entfernen. Trotz bester Absaugvorrichtungen in den Zahnarztpraxen werden große Mengen des abgebohrten Materials über die Schleimhäute und über den Speichel in den Körper abgegeben. Diese Reste können massive Störungen mit großem Krankheitsgefühl, Übelkeit und starken Kopfschmerzen bei den Patienten auslösen. Deshalb sollte man immer nur maximal drei Zähne auf einmal sanieren, danach den Körper zwei bis drei Monate entgiften und anschließend die nächsten Zähne angehen.

Im extremsten Fall, den ich erlebt habe, sanierte ein Zahnarzt – zwar gegen seine eigene Überzeugung, aber auf das intensive Verlangen des Patienten – acht mit Amalgam sanierten Zähne auf einmal. Auch ich hatte diesem Patienten von solch einer Gewaltsanierung eindringlich abgeraten.

Er setzte aber seinen Kopf durch, weil er »keine Zeit hatte!« Die Folge: Der Patient war über $1/2$ Jahr quasi arbeitsunfähig, streckenweise bettlägerig. Jetzt mußte er Zeit haben, er hatte sogar viel Zeit zum Nachdenken. Der Zahnarzt meinte danach zu mir, daß er so etwas noch nie erlebt habe und sich in Zukunft auch auf noch so intensives Drängen eines Patienten niemals mehr zu solch einer Gewalttour überreden lassen würde.

Die Zähne haben also nicht nur über die energetischen Zusammenhänge über die einzelnen Organe oder Organgruppen positiven oder negativen

Einfluß auf Kopfschmerzen oder Migräne, sondern auch durch die vorhandenen Schleichströme. Durch sie werden die Feinmotorik, Feinenergetik und die feinsten Ströme der Nervenübertragungen enorm gestört.

Die Zähne haben ferner eine direkte Wirkung auf den Kieferbereich und die Nebenhöhlen, die ihrerseits die Ursache für Kopfschmerzen und Migräne sein können.

Ableitung über den Darm

Das Abführen über den Darm, die Purgation, ist eine Kunst, die – richtig ausgeführt – den Patienten und besonders den Migräne-Patienten große Erleichterung und Reinigung bringt und den Gesamtzustand verbessern kann. Dadurch wird sowohl der Magen-Migräne (beide Schläfen), als auch der Durchblutungsstörungs-Migräne (Stirn-Schläfen) und auch der Nieren-Migräne (vom Hinterkopf aufsteigend) ein Teil ihrer Basis entzogen.

Schon öfters erzählten mir Patienten in der Praxis, daß sie manchmal, wenn sie starke Kopfschmerzen oder eine Migräne hätten, auf einmal einen starken Durchfall bekamen. Sobald der Darm völlig entleert wäre, hörten die Schmerzen schlagartig auf. Sie hätten das schon öfters erlebt, weshalb sie bei entsprechenden Schmerzen direkt auf diese Entleerung warteten.

Schon die alten Ärzte sagten früher: »Wer gut purgiert, der gut kuriert« (Qui bene purgat, bene curat). Dieser Spruch ist heute wichtiger denn je, wie man an den obigen Ausführungen schon ersehen oder erahnen kann.

Eine Verstopfung des Darms fängt – wie viele Krankheiten – im Kopf des Patienten an. Wer nichts »loslassen« kann, der kann meist gar nichts loslassen, weder seine Gefühle, noch seinen Darminhalt. Er fühlt sich meist von der Menschheit mißverstanden und ist introvertiert und verkrampft sowohl im Kopf, als auch im Darm. Lockere, großzügige Menschen haben nur sehr selten Darmprobleme und wenn, dann nur für kurze Zeit. Wer seine Gefühle nicht zeigen kann, aber auch wer raffgierig und geizig ist, alles für sich behalten möchte, hat fast immer Schwierigkeiten mit seiner Darmentleerung.

Der eine Teil dieser Patienten muß durch gezielte, geistige Übungen lernen, daß sie sich selbst nicht mehr so wichtig nehmen dürfen und daß sie eben *nicht* immer der Mittelpunkt des Universums sind, sondern nur der winzigste Teil eines Staubkorn.

Der andere Teil der Patienten, die immer meinen, alle anderen seien besser und klüger und größer als sie, müssen lernen, daß sie einfach *sie selbst* sind, ein Individuum, daß von Gott geschaffen wurde und geliebt wird, so wie es ist. Sie brauchen sich nicht verstecken, sondern dürfen sein, wie sie sind und dürfen auch zeigen, was sie fühlen.

Wenn man diese Umstellung in der Geisteshaltung beim Patienten erreicht und parallel dazu behandelt und anleitet, daß und wie die Betroffenen ihren Darm richtig entleeren können, dann führt das auch nach einiger Zeit zu einem dauerhaften Erfolg.

Die heilige Hildegard von Bingen hat uns eine Reihe Mittel in die Hand gegeben, mit denen wir in diesem Bereich beim Patienten viel erreichen können. Voraussetzung für einen Heilungserfolg ist, daß der Patienten diese geistige Umstellung in sich vollzieht und daß er ausreichend trinkt.

Aber auch außerhalb der Hildegard-Heilkunde gibt es eine Reihe von Maßnahmen, die diesen Patienten helfen können.

Ingwerausleitungskekse

Die schlechtesten Mittel, die man gegen Verstopfung einsetzen kann, sind Glauber- und Bittersalze und auch die üblichen, stark wirksamen Abführmittel. Viele verwenden sie, vergessen aber dabei, daß sie sich damit mehr Schaden als Nutzen zufügen. Diese Mittel räumen den Darm viel zu radikal aus, rauben dadurch dem Körper viele lebensnotwendige Elektrolyte, also Mineralstoffe, und die Patienten schaden sich dadurch enorm. Durch den dauernden Mißbrauch von Abführmitteln sind Krampfneigungen mit Kopfschmerzen und Migräne vorprogrammiert und wenn man dies über Jahre hinweg machen sollte, auch ein Leberschaden, welcher wieder Migräne auslösen kann. Viele Migräne-Patienten haben früher lange und intensiv Abführmittel genommen und sehr viele tun es noch, wenn sie in die Praxis kommen.

Ganz anders verfährt man mit dem Darm in der Hildegard-Heilkunde. Sie versucht zuerst dem Patienten den Spiegel vor das Gesicht zu halten, indem man ihm empfiehlt, sich die »Tugenden und Laster« der heiligen Hildegard näher anzuschauen und sich selbst darin zu erkennen.

Zur Unterstützung des Darms sollte man an erster Stelle die Ingwerausleitungskekse einsetzen. Diese sollten genau nach Vorschrift genommen werden. Sie sind besonders herzschonend, führen die schlechten und krankmachenden Säfte aus dem Körper und dem Darm ab und lassen die lebensnotwendigen Stoffe, z. B. die eben erwähnten lebenswichtigen Elektrolyte, im Körper. Natürlich geht diese Abführung nicht so radikal und schnell wie mit einem Glauber- oder Bittersalz. Wir wollen mit dieser Art der Entgiftung keinen *schnellen,* sondern einen *dauerhaften* Erfolg erreichen.

Anfangs führen diese Ingwerausleitungskekse bei einigen Patienten noch gar nicht ab. Sie reagieren darauf sogar mit einer leichten Verstopfung. Wenn aber ausreichend getrunken wird, schlackenreich gegessen und auch die geistige Einstellung stimmt, wird damit der Darm nach einiger Zeit regelmäßig, aber nicht übermäßig entleert. Bei anderen Betroffenen kommt es aber schon zu einer – wenn auch nicht übermäßigen – Entleerung.

Am ersten Morgen sollte der Patient nur einen Keks essen, zusammen mit einem Schluck Herzwein. Sollte diese Einnahme an demselben Tag noch nicht zu einer kleinen Entleerung führen, dann sollte man am zweiten Morgen zwei Ingwerkekse nehmen. Wenn am dritten Tag noch keinerlei Erfolg erzielt wurde, dann sollte ein Klistier mit lauwarmem Wasser gemacht werden, um den Darm richtig zu entleeren und ihn auch für weitere Entleerungen vorzubereiten. Oftmals hat sich nämlich am Darmausgang ein fester Block mit Stuhl gebildet.

Man sollte danach weiter jeden Morgen zwei solcher Kekse mit etwas Herzwein essen und erst, wenn täglich etwas Stuhl kommt, auf einen Keks zurückgehen. Wenn der Stuhl normal kommt, dann auf einen Keks jeden zweiten oder dritten Tag zurückgehen und auch einmal ein oder zwei Wochen damit aussetzen. Wenn nötig, kann man zu jeder Zeit wieder damit beginnen.

Die heilige Hildegard schreibt über Ingwer u. a.:

»Der Mensch, der Abführgetränke bereiten und einnehmen will, pulverisiere und seihe Ingwer, usw. ..... (Hier erfolgt ein recht kompliziertes Rezept, das man sich selbst nur schwer bereiten kann. Deshalb empfehle ich den Patienten, sich diese Ingwerausleitungskekse über eine Apotheke zu besorgen.) *Aber bevor jemand diesen Trank nimmt, wärme er sich, wenn er kalt ist, und so nehme er (ihn). Und wenn er ihn genommen hat, ruhe er ein wenig wach im Bett, und wenn er dann aufsteht, gehe er ein wenig hin und her, jedoch so, daß er keine Kälte leidet.«*

Ingwerausleitungskekse bestehen aus Ingwer, Süßholz, Zitwer, Dinkelfeinmehl (reinstes Semmelmehl sagt die heilige Hildegard dazu in ihren Texten) und Wolfsmilchsaft.

Man sollte die Kekse morgens nüchtern einnehmen. Ich empfehle meinen Patienten, daß sie die Kekse über Nacht in etwas Herzwein legen und morgens beim Aufstehen die Kekse mitsamt dem Herzwein zu sich nehmen. Der Körper sollte noch bettwarm sein. Dann sollte man sich eine Wärmflasche voll heißes Wasser machen und sich nochmals ca. 10 Minuten in das noch warme Bett damit legen. Wenn man kalte Füße hat, gehört die Wärmflasche an diese kalten Füße, wenn dies nicht der Fall ist, dann sollte man sich die Wärmflasche auf die Magenpartie legen.

Flohsamen

Wenn die Ingwerausleitungskekse nicht ausreichen sollten, kann man die Darmentleerung mit Flohsamen noch weiter unterstützen.

Mit dem Flohsamen, dem Semen Psyllii, hat uns die heilige Hildegard auch ein phantastisches Darmmittel gegeben. Man muß zu seiner Einnahme von nur ausreichend trinken. Dann kann dieser Flohsamen im Darm auch entsprechend gut quellen, gibt Füllstoff, kann selbst noch Schleim an den Darm abgeben und drängt dann massig-massiv in Richtung Ausgang.

Vom diesem Flohsamen – der so heißt, weil die kleinen schwarzen Körnchen des indischen oder afrikanischen Spitzwegerichs wie kleine Flöhe aussehen – nimmt der Patienten anfangs dreimal pro Tag einen Teelöffel voll mit je 1 Glas Tee oder Wasser. Dabei sollte er immer den Flohsamen in den Mund nehmen und so schnell wie möglich hinunterspülen, da er sonst überall im Mund an den feuchten Schleimhäuten hängen bleibt. Gebißträgern sollten vor der Einnahme von Flohsamens das Gebiß herausnehmen.

Viele Patienten nehmen auch Leinsamen für ihren Darm ein oder essen Leinsamenbrot. Aber der Leinsamen ist ein Mineral-Räuber für den Darm und schadet ihm eigentlich mehr, als er nützt. Deshalb sagt uns auch die heilige Hildegard, daß wir Leinsamen nicht innerlich verwenden sollten. Mit dem Flohsamen sind wir hier besser bedient. (Siehe dazu auch unter Hildegard-Therapien: Hanf (Flachs, Leinsamen).

Einläufe mit dem Klistierball

Wenn nach drei Tagen Ingwerausleitungskeksen, ausreichend Flüssigkeitszufuhr und eventuell auch noch Einnahme von Flohsamen immer noch kein »Erfolg« zu sehen und zu spüren ist, müssen wir erst einmal zu einem etwas radikaleren Mittel greifen: dem Klistierball.

Dieser Klistierball wird im Waschbecken mit lauwarmem Wasser gefüllt, und zwar so, daß sich keinerlei Luft mehr in ihm befindet. Der Patient geht in Hockstellung und schiebt die Kanüle des Klistierballs ca. 7 Zentimeter tief in den vorher mit einer milden Salbe geschmeidig gemachten After ein. Danach entleert er ohne abzusetzen den ganzen Inhalt des Balles in den After und zieht dabei im Darm die Flüssigkeit etwas nach oben.

Nach dem Herausziehen der Kanüle sollte der Patient im Stehen die Gesäßbacken zusammenkneifen und immer wieder versuchen die Flüssigkeit im Darm nach oben zu ziehen. Erst wenn er das Wasser im Darm absolut nicht mehr halten kann, sollte er sich auf die Toilette setzen und den Darminhalt entleeren.

Oftmals kommt bei dieser ersten Entleerung nur braunes Wasser mit einigen kleinen Bröckchen heraus. Wenn der Betroffene einige Minuten später den Einlauf wiederholt, ist meist schon mehr Stuhl enthalten. Auch merkt man dann, daß der Stuhl schon weicher wird.

Man kann diese Prozedur ruhig drei- bis viermal hintereinander machen, sollte dann aber damit aufhören und erst frühestens 3 bis 4 Tage später wiederholen.

Danach haben nur die wenigsten am nächsten Tag eine Darmentleerung, weil der Darm regelrecht ausgespült wurde. Erst am übernächsten Tag ist wieder mit Stuhlgang zu rechnen.

In »modernen« Fastenkliniken wird heute sehr oft mit der täglichen Darmspülung gearbeitet – und das über einen Zeitraum von zwei oder drei Wochen. Dadurch wird meist die gesamte Darmflora zerstört und muß hinterher wieder mühsam aufgebaut werden. Dieses Verfahren ist meines Erachtens nicht der Sinn der Sache. Hier ist die »Discretio«, das gesunde Maß, von dem die heilige Hildegard von Bingen immer wieder spricht, weit überschritten.

Die allgemeinen Abführmittel

Noch ein Wort zu den sonst üblichen Abführmitteln:

Die »normalen« Abführmittel, die es rezeptfrei in Apotheken, Drogerien und Supermärkten zu kaufen gibt, reizen sehr stark die Darmschleimhaut zur Absonderung von Schleim und führen so ab. Dieser starke Schleimhautreiz ist bei vielen Patienten ein Dauerreiz, der schadet.

Hierbei ist es dem Körper vollkommen gleichgültig, ob ich nun ein chemisches oder ein pflanzliches Abführmittel nehme. *Jeder* Dauerreiz schadet! Dem Argument vieler Patienten: »Ich nehme aber *nur* ein pflanzliches Präparat!« entgegne ich immer: »Haschisch ist auch rein pflanzlich.«

Jedes Medikament – auch das aus der »normalen« Naturheilkunde oder aus der Hildegard-Heilkunde – sollte dem im Augenblick gestörten Körper des Patienten einen Anreiz geben, daß er sich wieder vollkommen alleine helfen kann. Es sollte etwas einregulieren helfen, solange etwas *gestört* ist. Bei manchen Krankheiten, wenn etwas wirklich *zerstört* ist, muß manchmal ein Dauermedikament gegeben werden, z. B. bei Diabetikern, bei denen oftmals die Bauchspeicheldrüse kein Insulin mehr produziert. Auch der geschwächte Herzmuskel benötigt eventuell ab einem gewissen Alter eine dauerhafte Unterstützung. Aber *niemals* sollte ein Dauermedikament bei einer Stuhlverstopfung gegeben werden!

Alle Medikamente, wenn sie auf Dauer genommen werden, schaden dem Körper und führen auch dazu, daß er in diesem Bereich – »verwöhnt« durch die dauernde Unterstützung – nicht mehr selbst arbeitet oder auch nicht mehr selbst arbeiten kann.

Wenn die Darmschleimhaut ständig durch Abführmittel gereizt wird, entziehen sie dem Körper über den Darm durch den übermäßig erzeugten Schleim soviel Mineralstoffe, daß er krank wird. Es schadet dann nicht nur dem Darm und der Leber, sondern dem ganzen Menschen. Er ist *krank,* weil er am Anfang vielleicht zu bequem war, sich immer ausreichend Zeit für seine Darmentleerung zu nehmen. Die Widerstandskraft ist herabgesetzt, die Darmflora ist zerstört und die Leber geschädigt.

Als »Hilfeschrei des Körpers« kommt es dann zu Kopfschmerzen und Migräne, die eigentlich »nur« Symptome einer viel tiefer gehenden Störung oder Erkrankung sind.

Anders verhält es sich dagegen beim Flohsamen. Er quillt – wenn er mit ausreichend Flüssigkeit genommen wird – und regt alleine schon durch seine Masse den Darm zur Peristaltik an. Flohsamen kann nämlich bis zur 40fachen Menge seines Gewichtes an Flüssigkeit aufnehmen. Durch diesen Quellvorgang erzeugt er Schleim, den er nun an die Darmschleimhaut abgibt und so reizlos dem Darm bei seiner Entleerung hilft.

Atem-Therapie

Viele Kopfschmerzen und Migränen haben zumindest eine Mitursache im Sauerstoffmangel des Gehirns, sind also gleichzusetzen mit einer Durchblutungsstörung und einer Unterversorgung in diesem für den Körper so wichtigen Steuerbereich des Körpers. Durch den Sauerstoffmangel wird eine Gefäßverkrampfung ausgelöst, die bei der Migräne auch eine krampfhafte Gefäßerweiterung sein kann.

Wenn man den Migräne-Patienten dazu bewegen kann, daß er *regelmäßig* – mit Betonung auf regelmäßig – eine Atemgymnastik macht, kann man *ohne* Medikamenteneinsatz eine der Mitursachen zumindest teilweise verbessern oder in manchen Fällen sogar beseitigen.

Der Zustand des Betroffenen verbessert sich natürlich nur dann, wenn der Patient diese Gymnastik regelmäßig jeden Tag 1 x bis 3 x macht, sich also regelmäßig einige Minuten Zeit nimmt für sich selbst und diese Übungen. Sehr wichtig ist auch, daß der Patient die Übungen gedanklich voll konzentriert ausführt. Er muß also jeden Übungsschritt wirklich gedanklich mit- und nachverfolgen und nicht die Übungen automatisch machen und nebenbei lesen, fernsehen oder an das nächste Essen denken.

Andere körperliche Ursachen und Behandlungsmöglichkeiten

Allein die Tatsache, daß der Patient *sich* für sich selbst Zeit nimmt, entspannt ihn schon viel besser und trägt so wesentlich zur Besserung und Heilung bei. Man hat festgestellt, daß bei einer Übung, die gedanklich mitgemacht wird, der Erfolg oftmals fast doppelt so groß ist, wie bei rein mechanischen Übungen. Demzufolge stellen sich die sicht- und fühlbaren Erfolge in der halben Zeit ein. Wenn man den Ausspruch »Zeit ist Geld« mit ins Spiel führt, ist diese Zeit für die Übungen also eine sehr gute und ertragreiche Investition. Die Menschen, die »keine Zeit haben«, müssen sich eben von der vorhandenen Zeit etwas *nehmen*.

Der Patient muß lernen, richtig zu atmen und *die* Lungenräume, welche bisher nicht oder zu wenig benutzt worden sind, richtig zu aktivieren. So werden der gesamte Körper und damit natürlich auch die Teile des Hirns, die für die Auslösung des Kopfschmerzes oder der Migräne mitverantwortlich sind, besser und vor allem *regelmäßiger* mit dem nötigen Sauerstoff versorgt. Kopfschmerzen oder die Migräne können dann nicht mehr so schnell und so oft auftreten und wenn sie auftreten, sind die Schmerzen nicht mehr so intensiv und vergehen auch viel schneller als vorher.

Als die heilige Hildegard über die Lunge und die Atmung in ihren Büchern ihre Aussagen machte, setzte sie eine richtige Atmung sicher als selbstverständlich voraus.

Der heutige Mensch atmet aber nicht mehr richtig, denn er ist in den Streß, Termin- und Zeitdruck so eingebunden, daß er auf solche Kleinigkeiten wie das Atmen, das ja automatisch abläuft, nicht mehr achtet. Redewendungen weisen auf die Bedeutung des Atmens hin: »Es bleibt ihm oftmals die Luft weg« und »Es stockt ihn der Atem« oder »Es stinkt ihm«, wodurch er automatisch die Luft anhält, usw.

Deshalb sollten gewisse Atemübungen auch immer mit zu einer Kopfschmerz- und Migräne-Therapie gehören.

Voraussetzung für diese Atemübungen ist die Atmung durch die Nase. Durch diese Nasenatmung kommt mehr Sauerstoff in den Bereich des Siebbeins und diese Durchströmung mit Sauerstoff dort hat starker Einfluß auf alle Drüsen im Körper. Wenn dort mehr Sauerstoff hinkommt, gibt es auch weniger Störungen und dadurch auch weniger Kopfschmerzen und Migränen. Auch Störungen im Nasennebenhöhlenbereich können nicht mehr so auftreten, bzw. heilen schneller und besser ab.

Aber auch die Intelligenz wird durch mehr Sauerstoff positiv beeinflußt, besonders bei Kindern und Jugendlichen. Die Atmung durch den offenen Mund bewirkt auch, daß weniger Sauerstoff in das Gehirn kommt und nicht umsonst spricht man denen, die mit offenem Mund herumstehen einen »dummen Gesichtsausdruck« zu und meint im Volksmund, daß sie eine geringere Intelligenz besitzen.

Atem-Therapie

Ausatmung forcieren

Die meisten Patienten versuchen zu krampfhaft *einzuatmen,* atmen aber zu wenig *aus.* Diese Phänomen hängt auch mit der Psyche zusammen. Es ist ein Problem unserer heutigen Zeit: man möchte zwar haben, bekommen, besitzen, also einatmen, aber möglichst wenig abgeben. Aber: Nur wer gibt, kann auch bekommen. Deshalb sagt der Volksmund: »Geben ist seliger denn Nehmen!« Dies trifft auch voll und ganz auf die Atmung zu.

Man muß versuchen richtig auszuatmen und so die Lunge vollkommen zu entleeren.

1. Übung:
In Rückenlage auf dem Boden liegend ganz tief ausatmen und dabei mit beiden Händen einem gewissen Druck und eine Vibration auf den Brustkorb ausüben. Die Hände liegen dabei flach an den Rippen. Damit bekommt man zu Beginn dieser Übung ein Gefühl für die eigenen Atembewegungen.

Auch beim Laufen und Gehen in der freien Natur kann man diese Übung etwas abgewandelt machen. Man sollte beim langsamen Gehen möglichst viel und tief ausatmen, d. h. versuchen, auch den letzten Rest aus der Lunge herauszupressen. Die danach folgende tiefe Einatmung ist die Belohnung für das viele Abgeben. Man genießt so auf einmal jeden Atemzug ganz bewußt als ein Geschenk Gottes.

2. Übung:
Die Bauchatmung wieder erlernen und forcieren, indem Sie auf den Bauch 2 bis 3 schwere Bücher legen und diese Bücher mit Hilfe der Bauchatmung in die Höhe heben und wieder senken. Diese Übung wird nicht gleich am Anfang so gelingen, aber Sie sollten sie täglich, wenn möglich sogar mehrmals täglich machen, dann tritt der Erfolg schon ein. Wenn dieses Training gut funktioniert, dann sollten Sie eventuell diese Bauchatmung auch ohne Bücher versuchen, indem Sie zu Ihrer eigenen Kontrolle eine Hand auf den Bauch und die andere Hand auf einen Rippenbogen legen.

Die Bauchatmung, die sicher auch von der heiligen Hildegard als selbstverständlich, weil eben ganz natürlich, nicht erwähnt wurde, hat eine besonders regulierende Wirkung auf den gesamten Organismus.

Bei dieser Bauchatmung wird einatmend das Zwerchfell nach unten gedrückt und nach unten gesenkt, bei der Ausatmung dann wieder nach oben angehoben. Dadurch entsteht eine sanfte Massage der darunterliegenden Organe – Magen, Darm, Leber, Bauchspeicheldrüse und Milz. Diese Organe werden dadurch viel besser durchblutet und können so ihre vielfältigen Aufgaben auch besser bewältigen. Außerdem wird die Peristaltik, die ständige Schlingerbewegung von Magen und Darm, so angeregt, daß die gesamte

Andere körperliche Ursachen und Behandlungsmöglichkeiten

Verdauung und die Ausscheidungen besser und normaler funktionieren. Durch die Sogwirkung des Zwerchfells bei der Ausatmung auf die untere Hohlvene und die großen Lymphgefäße, die von unten nach oben gehen, entsteht auch eine venöse und lymphatische Entstauung in gesamten Bereich des Unterleibs und der Beine. Dadurch kommt es zu einer enormen Herzentlastung und leichte Ödeme verschwinden dadurch ohne weitere Behandlung und ohne Medikamente.

Sie sollten einmal ein kleines Kind beobachten. Es macht diese Bauchatmung ganz normal, ohne irgendeine Anleitung. Erst durch unsere Zivilisation kommt es dann in diesem Bereich zu massiven Störungen, das sind:

- Die einengende Kleidung, speziell der Frauen. »Frau« hebt und senkt die Brust, ist unten eingeschnürt um möglichst schlank auszusehen. Somit wird ein Großteil der Lunge gar nicht mehr benutzt, die Anregung der Peristaltik wird verhindert. Durch diese Einengung im Unterleibsbereich und auch oftmals noch im Brustkorbbereich haben auch die Damen viel mehr als die Männer Probleme mit dem Darm und auch mit der Atmung selber. Aber auch Schwellungen der Beine, die oben schon erwähnten Ödeme, treten dadurch bei Frauen häufiger als bei Männern auf.

- Bei den Männern spielt das Militär oder zumindest die dadurch aufoktroyierte sogenannte »gute Haltung« eine Rolle. Der Fehler in diesem Bereich beginnt mit dem preußischem Ausdruck: »Geradestehen – Bauch rein – Brust raus!«

Somit verschaffen uns die Modeindustrie und die »gute Haltung« unweigerlich immer wieder Patienten. Da die Erfahrungen derer, die diesen Fehler schon eingesehen haben und versuchen, ihn bei sich zu ändern, von den Jüngeren noch nicht, oder nur selten angenommen werden, hat der Spötter Voltaire eben wieder einmal recht, wenn er sagt:

»Erfahrungen müßte man haben, bevor man sie macht,
dann würde man keine Fehler begehen!«

Wenn jetzt zu der neuerlernten Atmung noch ein regelmäßig entleerter Darm dazukommt, stellt auch dieser kein Hindernis bei der Atembewegung mehr dar. Außerdem wird dadurch auch der Dreck aus dem Körper transportiert und die Gärungsgase des Darmes haben keine Möglichkeit mehr zurück in den Kreislauf zu kommen und so den Menschen wieder zu vergiften.

Und so gereinigt, können wir hoffentlich ohne Hindernisse gut durchatmen, wenn nötig, unterstützt durch die Hildegard-Medikamente und natürlich die richtige Ernährung, speziell mit Dinkel.

Man kann auch lernen, daß man seine Schmerzen einfach *wegatmet*. Diese Möglichkeit klingt für jemanden, der dies noch nie gemacht hat, etwas phantastisch, aber es geht.

Zuerst muß er lernen, daß ihm der *ganze* Brustkorb mit der *ganzen* Lunge zur Verfügung steht. Er muß (wieder) lernen, daß man darin alle Räume mit frischer Luft füllen kann.

Er muß nacheinander die Bauch-, die Flanken-, die Brust- und die Schulteratmung lernen. Diese Atmungen sind Atemtechniken, mit denen man den ganzen Brustkorb wieder voll ausnutzen kann. Dies geschieht am besten unter fachlicher Anleitung von Atem-Therapeuten oder Menschen, welche, die Yoga-Atmung beherrschen. Man muß lernen, daß man den Brustkorb wie einen Eimer anschaut, den man von unten nach oben füllt und von oben nach unten wieder entleert. Ich habe schon erlebt, daß Patienten, die vorher bei einer Messung gerade so $1\,^1/_2$ Liter Luft ausblasen konnten, schon nach 2 bis 3 Tagen der Übung meist das Doppelte und noch mehr in den Apparat ausatmen konnten. Dementsprechend gut war dann auch die Sauerstoffversorgung ihres Körpers und die Verringerung der Beschwerden.

Man kann nach einiger Zeit diese Atmung täglich einige Minuten meditativ mit geschlossenen Augen in einer bequemen und lockeren Sitzhaltung machen. Bei der Einatmung muß man sich vorstellen, daß man mit der eingeatmeten Luft auch grünes Licht einatmet. Grün deshalb, weil diese Farbe, die Grünkraft (Viriditas), von der die heilige Hildegard von Bingen immer wieder spricht, eine besonders ausgleichende und heilende Wirkung hat. Bei der Ausatmung muß man jetzt mit der Kraft der Gedanken den grünen Luftstrom an die entsprechend schmerzenden Stellen hinleitet. Dies wirkt so entkrampfend, daß man damit oftmals Schmerzmittel einsparen oder sogar weglassen kann. Es ist auch eine gute Übung für die Nacht, wenn jemand schmerzgeplagt im Bett liegt. Der Betroffene kann sich mit dieser einfachen Übung vollkommen entkrampfen, seine Schmerzen werden geringer und er kann schneller wieder einschlafen.

Viele meiner Patienten haben mir schon freudestrahlend berichtet, wie sie diese Übung mit Erfolg angewendet haben und mit weniger Schmerzen entspannen und einschlafen konnten.

Die Sauerstoffversorgung des Gehirns

Wenn ein Migräne-Patient das Bedürfnis hat sich hinzulegen, so ist das *biologisch* ganz einfach zu erklären: Es ist fast dieselbe Situation, wie bei einer Ohnmacht, wenn der Patient durch Sauerstoffmangel im Gehirn umfällt (siehe: Ohnmacht).

- Das Gehirn benötigt beim Ruhigliegen weniger Sauerstoff und hat schon durch diese Ruhigstellung die Chance, daß der Kopfschmerz gelindert wird.
- Der Kopf ist beim Liegen an sich schon etwas tiefer und wird dadurch besser mit Blut und mit lebensnotwendigem Sauerstoff versorgt.

Deshalb sollte *jeder* Patient, der unter Kopfschmerzen oder Migräne leidet, die Atem-Therapie in sein tägliches Programm einbeziehen. Diese Therapie ist eine der wichtigsten und besten Therapien für diese Patienten.

Die Hyperventilation

Wenn man aber über die Atem-Therapie spricht, muß man auch die Hyperventilation erörtern.

Hyperventilation ist ein *Überangebot* an Sauerstoff im Gehirn. Wenn jemand *zu* intensiv und *zu* schnell atmet, kommt es zu einem plötzlichen Überangebot an Sauerstoff im Gehirn. Auch hier sollte man die »Discretio« der heiligen Hildegard einhalten, das richtige Maß.

Die Patienten, die eine Atemübung zu intensiv machen, merken dies sofort, weil es ihnen auf einmal leicht schwindlig wird und sie eventuell sogar einen leichten Kopfdruck bekommen. Das ist ein Warnhinweis des Körpers mit der Atmung jetzt erst einmal etwas langsamer zu machen. Beachtet man diese Signale, hört das Schwindelgefühl und der Kopfdruck auch sofort wieder auf. Werden diese Zeichen mißachtet, hilft sich der Körper, indem er ihn für kurze Zeit ohnmächtig werden läßt.

Durch diese Ohnmacht steuert der Körper seine Atmung und dadurch seine Sauerstoffzufuhr automatisch regulierend nach unten ein. Der Patient, der eine Hyperventilation hat, atmet in der Ohnmacht viel langsamer als vorher. Wenn der Sauerstoff im Blut und im Gehirn wieder auf ein Normalmaß zurückgegangen ist, erwacht der Patient aus seiner vorübergehenden Ohnmacht ohne irgendwelche Schäden dadurch zu haben – es sei denn, er hat sich beim Sturz verletzt, als er in die Ohnmacht fiel.

Diese Technik der Hyperventilation nutzen auch einige Gruppierungen der New-Age-Bewegung. Meines Erachtens ist dies aber äußerst gefährlich und ich muß eindringlich davor warnen, sich mit solchen Praktiken und solchen Gruppierungen einzulassen.

Eine einfache Hyperventilation, eventuell auch verbunden mit einer Ohnmacht, verkraftet der Körper ohne weiteres. Der betroffene Patient hat seine Erfahrung gemacht, ihm sind seine Grenzen gezeigt worden und er wird sich in Zukunft danach richten.

Wenn man diese Hyperventilationsübungen aber immer wieder bis zur Grenze macht, kann ich mir vorstellen, daß es dabei zu bleibenden Hirnschäden kommen kann. Schließlich ist der Sauerstoff in seiner reinen Form für den Menschen giftig. Deshalb befinden sich in der normalen Atemluft nur 21 % Sauerstoff und nur in dieser Konzentration vermischt mit anderen Gasen vermag der Körper richtig zu arbeiten. Wenn zu viel Sauerstoff in den Körper aufgenommen wird, tritt die Schutzfunktion des Körpers in Form der Ohnmacht auf, was sicher nicht ohne Grund geschieht.

Deshalb sollte jeder Patient die Atemübungen mit der nötigen »Discretio« ausführen, dann hilft sie ihm *immer* und schadet ihm *niemals*.

Tugenden und Laster

Im »Buch der Lebensverdienste – Liber vitae meritorum« beschreibt die heilige Hildegard von Bingen eingehend die 35 Tugenden und als ihre Gegenspieler die 35 Laster. Zwischen diesen Tugenden und Lastern schwankt der Mensch ein Leben und er sollte natürlich versuchen, immer auf der Seite der Tugenden zu sein. Da wir aber alle (noch) keine Heiligen sind, die diese Heiligkeit auch teilweise nur äußerst mühsam geschafft haben, sollten wir uns wenigstens bemühen, in der Mitte dazwischen zu bleiben immer mit dem Trend in Richtung dieser Tugenden zu leben.

Je besser uns dieser Weg gelingt, desto besser wird unsere seelische und psychische Verfassung sein und um so besser auch unsere körperliche Gesundheit. Da »*die Seele sich nur durch diesen unseren Körper ausdrücken kann*«, wie wir von der heiligen Hildegard wissen, wird jedes Wohlbefinden dieser Seele sich durch körperliche Gesundheit zeigen und jedes Mißbefinden der Seele sich durch Beschwerden und Krankheit ausdrücken.

Deshalb sollten wir bei jeder Erkrankung, auch bei Kopfschmerzen und Migräne, uns selbst tief im Innern immer wieder fragen:

»Was habe ich wieder verkehrt gemacht,
daß meine Seele mir solche körperliche Pein schickt?«

Wenn wir in der Situation genau das Richtige gefunden haben und »Reue« zeigen, das heißt umkehren und alles weitere besser machen, dann können

Andere körperliche Ursachen und Behandlungsmöglichkeiten

sich auch Kopfschmerzen und Migräne bessern und haben – wenn wir diesen Weg konsequent weitergehen – sogar die echte Chance auszuheilen.

Nun aber die ganz nüchterne Tabelle der Tugenden und Laster. Jeder, der sich damit beschäftigt muß sich etwas tiefer in diese Materie einlesen und darüber meditieren. Die Worte selbst sollten erst einmal Anhaltspunkte für uns sein.

Laster	Tugenden
= Krankmachende Kräfte	= Heilende Kräfte
1. Amor saeculi Weltliebe	Amor caelestis heilige, himmlische Liebe
2. Petulantia Ausgelassenheit	Disciplina Zucht
3. Joculatrix Gaukelei	Verecundia Schamhaftigkeit
4. Obduratio Unbarmherzigkeit	Misericordia Barmherzigkeit
5. Ignavia Feigheit, Resignation	Divina victoria göttliche Sieghaftigkeit
6. Ira Zorn, Kriminalität	Patientia Geduld
7. Inepta laetitia Unangebrachte Lustigkeit	Gemitus ad Deum Seufzen zu Gott
8. Igluvies ventri Schlemmerei	Abstinentia Enthaltsamkeit, Abstinenz
9. Acerbitas Verbitterung	Vera Largitas Freigebigkeit, Hochherzigkeit
10. Impietas Unfähigkeit zum Bitten	Pietas Hingabe
11. Fallacitas Lüge	Veritas Wahrheit

Tugenden und Laster

Laster	Tugenden
= Krankmachende Kräfte	= Heilende Kräfte
12. Contentio Streitsucht	Pax Friede, Zufriedenheit
13. Infelicitas Unglückseligkeit	Beatitudo Glückseligkeit
14. Immoderatio Maßlosigkeit, Anarchie	Discretio Das rechte Maß
15. Perditio animarum Atheismus	Salvatio animarum Seelenheil
16. Superbia Hochmut	Humilitas Demut
17. Invidia Neid	Caritas Nächstenliebe
18. Inanis gloria Ruhmsucht, Stolz	Timor Domini Gottesfurcht
19. Inoboedientia Ungehorsam	Oboedientia Gehorsam
20. Infidelitas Unglaube	Fides Glaube
21. Desperatio Verzweiflung	Spes Hoffnung
22. Luxuria Wollust, Unzucht	Castitas Keuschheit
23. Iniustitia Ungerechtigkeit	Iustitia Gerechtigkeit
24. Torpor Bequemlichkeit	Fortitudo Tapferkeit, Stärke
25. Oblivio Gottvergessenheit	Sanctitas Heiligkeit

Andere körperliche Ursachen und Behandlungsmöglichkeiten

Laster	Tugenden
= Krankmachende Kräfte	= Heilende Kräfte
26. Inconstantia Unbeständigkeit	Constantia Beständigkeit, Beharrlichkeit
27. Cura terrenorum Sorge für das Irdische	Caeleste desiderium Sehnsucht nach dem Himmlischen
28. Obstinatio Hartherzigkeit	Compunctio cordis Herzklopfen, Reue
29. Cupiditas Habsucht	Contemptus mundi Weltverachtung
30. Discordia Zwietracht	Concordia Eintracht
31. Scurrilitas Albernheit	Reverentia Ehrfurcht
32. Vagatio Umherschweifen	Stabilitas Beständigkeit
33. Maleficium Magie, Zauberei	Cultus Dei Gottes Dienst, Gottesverehrung
34. Avaritia Geiz, Besitzgier wahre Zufriedenheit	Sufficientia Genügsamkeit
35. Tristitia saeculi Weltschmerz	Coeleste gaudium Himmlische Freude

Diese Worte für sich betrachtet klingen für die meisten Leser sicher recht fromm. Mit bestimmten Worten weiß man anfangs nicht recht etwas anzufangen. Wenn man sich aber einmal in die Worte vertieft und parallel dazu sich ein Buch besorgt, in dem diese etwas näher erläutert werden, geht einem bei vielen dieser Ausdrücke auf einmal ein Licht auf. Man muß sie nur unter den heutigen Gesichtspunkten betrachten, dann sind sie auf einmal für uns voller Inhalt und sehr modern.

Einige der Tugenden habe ich in diesem Buch schon erwähnt, z. B. die »Discretio«, das *diskrete Maß,* das wir in allen Dingen einhalten sollten, um uns nicht zu schädigen. Oder auch die »Reue«, die Umkehr, alles Bisherige anders und besser zu machen, auch wieder um mit mir selbst ins Reine zu kommen und mir selbst nicht mehr weiter zu schaden.

Beim Studium der Lehren der heiligen Hildegard von Bingen wird man entdecken, daß ihre Unterscheidungen viel feiner und viel mehr in die Tiefe gehen: Die Unterscheidungen in »Symphaticus« und »Parasymphaticus« oder in der Chinesischen Medizin »YIN« und »YANG« wirken vereinfachend.

Der Umgang mit Schmerzmitteln

Der Schmerz ist ein Gottesgeschenk, auch wenn dieses Geschenk nicht immer als sehr angenehm empfunden wird.

Schmerzmittel sind nur Hilfsmittel, die wir uns nur in äußerst geringem Maße – wenn überhaupt – zuführen sollten, und können *niemals Heilmittel* sein.

Schmerzmittel zusammen mit Alkohol können *tödlich* auf den menschlichen Organismus wirken!

»Der Schmerz ist der Schrei des Gewebes nach fließender Energie!«

Dieser Satz von Dr. Voll, einem deutschen Arzt, welcher der Entwickler der Elektroakupunktur war, ging durch die ganze Welt und ist sogar, wie mir von einem Kenner berichtet wurde, von den Chinesen in die Akupunkturliteratur aufgenommen worden.

»Akupunktur hilft da, wo etwas *gestört ist und* kann da nicht helfen, *wo etwas zerstört* ist«

Dies war der erste Satz, den ich – als ich Ende der 60er Jahre anfing mich intensiv mit der Akupunktur und ihrer ganzen Lehre auseinanderzusetzen – als Erstes hörte und las. Er zeigte mir ganz klar die Grenzen meiner Möglichkeiten auf. Dieser Satz trifft in gleichem Maße für fast alle Therapien zu, auch für die Hildegard-Heilkunde.

Wenn man über die vielen tausend Tonnen Schmerzmittel nachdenkt, die in der sogenannten zivilisierten Welt konsumiert werden, die viel zu viel und *viel zu oft* genommen werden, muß man sich sagen, daß hier etwas in der Medizin oder im Denken der Menschen nicht stimmt.

Andere körperliche Ursachen und Behandlungsmöglichkeiten

Es werden mit diesen Mitteln lebensnotwendige und lebenserhaltende Alarmsignale – klägliche Hilfeschreie des Körpers – ausgeschaltet. Man verhält sich so, als ob man eine Alarmlampe mit einem Hammer zerschlägt, weil sie einen stört, und nicht nachschauen möchte, woher diese Alarmlampe ihren Impuls zum Leuchten bekommt und auf welche Störung sie mich aufmerksam machen möchte.

Immer wieder kann man Mitteilungen in Fachzeitungen lesen, die etwa folgenden Inhalt haben. Ein Beispiel:

A c h t u n g !

»Wer blutgerinnungshemmende Mittel, sogenannte »Antikoagulentia« einnimmt, die Acetosal oder Aspirin (Acetylsalicylsäure) enthalten, sollten k e i n e Schmerzmittel einnehmen, auch nicht gegen Kopfschmerzen. Es könnte zu spontanen Blutungen kommen und durch die Schmerzbetäubung eines Schmerzmittels würde das Warnsignal des Körpers – der Schmerz – ausgeschaltet werden und so der Patient in akute Lebensgefahr durch inneres Verbluten kommen!«

Dieser Text ist ein offizieller Warnhinweise! Man *kennt* die Gefahr, aber man richtet sich nicht danach.

Bei empfindlichem Magen belasten diese Schmerzmittel das schon vorgeschädigte Organ. Durch die Entgiftung dieser Mittel im Körper werden die Leber und durch die Ausscheidung werden auch die Nieren belastet und geschädigt.

Die Organe, welche durch Schmerzmittel belastet werden, können ihrerseits Kopfschmerzen und Migräne auslösen. Also kann ein Schmerzmittel selbst die Ursache von Kopfschmerzen oder Migräne sein bzw. die schon vorhandenen Beschwerden massiv verstärken.

Oft erlebt man in der täglichen Praxis, daß es Patienten, die man endlich soweit hat, daß sie ihre Routine-Schmerzmittel völlig weglassen, nicht schlechter geht als vorher *mit* ihren Schmerzmitteln. Sehr oft nehmen diese Patienten aus Angst vor den Schmerzen schon jeden Morgen *ihre* Mittel und bilden sich ein, daß die Schmerzen *ohne* diese Mittel noch viel schlimmer wären, als *mit* diesen Schmerzmitteln. Aber hier irrt der Patient sehr.

Die meisten Schmerzmittel betäuben zwar etwas den gerade akuten Schmerz, müssen aber auch wieder vom Körper entgiftet und ausgeschieden werden, belasten damit die inneren Entgiftungsorgane – wie schon gesagt – und lösen gerade dadurch wieder Kopfschmerzen oder eine Migräne aus.

Wenn in diesen Fällen die völlig nutzlosen Schmerzmittel weggelassen werden, hat man mit einem Schlag alle Nebenwirkungen und Organbelastungen, aber auch die schmerzbetäubende Komponente dieser Mittel ausgeschaltet.

Jetzt kann man den Körper z. B. durch Fasten und reinigende Mittel entgiften und mit gezielten Therapien die Verursacher- bzw. Auslöser-Organe für Kopfschmerzen und Migräne behandeln. Es bestehen dann gute Aussichten auch nach einer gewissen Zeit echte Erfolge zu verzeichnen und nicht nur eine Ausschaltung von Warnsignalen.

Man muß nur immer die Reaktionen des Patienten richtig einordnen und mit in die Therapie einbeziehen. Es ist ein uraltes, unabänderliches Naturgesetz, daß jede Aktion eine gleichwertige *Reaktion* auslöst, die – vom Patienten aus betrachtet – oftmals genauso schmerzhaft sein kann wie der Schmerz vorher.

Wenn an diesem Punkt der Patient sich überwindet und mit Hilfe des Therapeuten ohne die bisherigen Schmerzmittel gegen die Erkrankung ankämpft, ist der Sieg – oftmals wohl nur ein Teilsieg – vorprogrammiert.

Die Medikamenten-Entzugskur läßt sich allerdings bei manchen Patienten zu Hause nur sehr schlecht durchführen. In solchen Fällen wäre es besser, wenn dies in einem Krankenhaus oder in einer dafür vorgesehenen Klinik unter ständiger Aufsicht geschehen würde; aber nur in dem Fall, wenn es schon zu einer Tablettensucht gekommen ist.

Sehr oft helfen bei dieser Therapie auch einige Tage durch Fasten, das ein Therapeut durchführt und anschließend ein Aufbau mit Dinkel und Dinkelprodukten. (Siehe: *Heilige Hildegard, Heilfasten – Gesundheit für Körper und Seele*)

Natürlich sollte in dieser Zeit des Abbaues der Schmerzmedikamente der Patient auch möglichst weder Alkohol, noch Nikotin »genießen«. Diese Gifte verstärken oftmals die eigentlichen Beschwerden, lassen es aber den Patienten nicht als solches erkennen.

Bei diesem Medikamentenentzug bei Kopfschmerzen oder Migräne kommt es nach 8 bis 10 Tagen zu einer Verstärkung der Schmerzen, um dann auf das Maß Schmerzen zurückzugehen, das die Patienten *vor* Beginn des Medikamentenentzuges ständig hatten, nun aber *ohne* irgendwelche Medikamente und *ohne* die Nebenwirkungen dieser eingenommenen Medikamente. Das ist äußerst wichtig. Erst in diesem Stadium kann man eigentlich erst richtig mit einer gezielten Therapie beginnen.

Da die Patienten durch die Masse der Medikamente vorher auch energielos geworden sind, haben sie jetzt – nachdem diese meist auch noch psychisch dämpfenden Medikamente abgesetzt sind – selbst den dringenden Wunsch irgendetwas zu unternehmen.

Hier muß man erst einmal versuchen, daß der Betroffene seine innere Einstellung zu den Schmerzen, zu sich selbst und auch zu seiner Umwelt ändert. Der Patient muß auch die Angst vor der Wegnahme der Medikamente, an die er sich in seiner Not klammerte, verlieren. Parallel dazu sollten diese Patienten sich viel an der frischen Luft bewegen, gewisse körperliche

Übungen machen, die sie zum aktiven Schwitzen bringen, und eventuell auch schwimmen.

Auch passives Schwitzen ist hier angebracht, z. B. ein- bis zweimal pro Woche in die Sauna gehen, warme bis heiße Bäder machen, tägliches intensives Trockenbürsten der Haut, usw.

Entspannungsübungen

Durch gezielte Entspannungsübungen muß der Patient lernen, daß er sich bei Kopfschmerzen oder Migräne selbst entkrampfen kann. Er sollte versuchen, seine Schmerzen mit der Kraft seiner Gedanken positiv zu beeinflussen und quasi umzupolen. Dies ist nicht ganz so einfach, wird ihm aber unter Anleitung nach einiger Zeit gelingen.

Wenn er diese Übungen jeden Tag macht, auch an Tagen, an denen er *keine* Schmerzen hat, werden die Anfälle mit der Zeit seltener kommen und nicht mehr so stark ausfallen. Er muß lernen, hart gegen sich selbst zu werden. Wenn er sich selbst bedauert, führt das oft zur Verstärkung seiner Schmerzen. Oder er muß sich sagen, daß er sich selbst jeden Tag etwas Gutes tun muß. Die eigentlich grundverschiedenen Einstellungen »hart gegen sich selbst« oder »sich etwas Gutes tun« ist eine Sache der persönlichen Mentalität und der Therapeut muß den Patienten richtig verstehen und ihn entsprechend begleiten.

Bei diesen Entspannungsübungen muß der Patient zuerst den Unterschied zwischen *Anspannung* und *Entspannung* kennenlernen. Um die Entspannung wieder zu lernen und zu erspüren, hilft folgende Anweisung sehr gut:

- Legen Sie sich in bequemer, nicht einengender Kleidung in einem angenehm warmen Raum möglichst bequem auf einen weichen Boden oder auf eine bequeme Liege auf den Rücken. Schließen Sie die rechte Hand zu einer Faust und spannen Sie den ganzen rechten Arm so an, daß Sie das Gefühl haben Ihre ganze Muskulatur der Faust und des Armes bis oben hin würde steinhart.
- Halten Sie diese Spannung möglichst 1 bis 2 Minuten lang an, bis Sie das Gefühl haben, daß die ganze Muskulatur des Armes schmerzt. Dann lassen Sie die Spannung los und »horchen« und »fühlen«

sich richtig in den Arm hinein, wie dieses Gefühl der Entspannung ist. Lassen Sie die Muskulatur mindestens doppelt bis dreimal solange entspannt, wie Sie vorher angespannt war. Geben Sie dem Reiz des Anspannens in dieser Zeit nicht nach.

- Sie werden merken, daß es in dieser Zeit der Entspannung immer wieder einmal zu Muskelzuckungen kommt, bei denen in dem Bereich der Zuckung eine weitere Entspannung auftritt. Genießen Sie die einschießende Durchblutung und wohlige Wärme in der entspannten Muskulatur.
- Diese Übungen der Anspannung und Entspannung machen Sie nun jeden Tag nacheinander, erst mit dem rechten Arm, dann mit dem linken Arm, linkes Bein, rechtes Bein, dann mit den Muskeln des Nackens, der Stirn, der Nase, des Mundes, des Halses, der Brust, des Rückens, des Bauches und des Gesäßes. Immer Anspannen bis die Muskulatur anfängt zu zittern und leicht zu schmerzen beginnt, dann die doppelte bis dreifache Zeit der Entspannung.
- Rechtshänder fangen mit der rechten Hand an und gehen im Uhrzeigersinn weiter zum linken Arm, linkem Bein, rechtem Bein, dann den übrigen Körper von oben nach unten.
- Linkshänder fangen mit der linken Hand an und gehen dann *gegen* den Uhrzeigersinn weiter zum rechten Arm, rechten Bein, linken Bein, usw.
- Sollte sich nach einiger Zeit herausstellen, daß Ihnen eine andere Reihenfolge angenehmer ist, dann machen Sie es so, wie es Ihnen Ihr Körper sagt. Wichtig ist nur, daß Sie wirklich alle Muskeln des Körpers in einer großen Übungsfolge erfassen.
- Diese Übung sollten Sie täglich mindestens $1/2$ Stunde machen, dann bekommen Sie als Kopfschmerz- oder Migräne-Patient das richtige Gefühl für Anspannung und Entspannung und lernen so schon zu Beginn eines Spannungs-Kopfschmerzes oder einer Migräne die entsprechenden Partien zu entspannen.
- Sie müssen bei diesen Übungen auch immer voll bei der Sache sein. Sie müssen sich gedanklich in den angespannten Arm, in den angespannten Muskel hineinversetzen und sich nicht in Gedanken ablenken. Nur, wenn Sie dies wirklich in Gedanken mitvollziehen, können Sie auch den vollen Erfolg geschenkt bekommen.

Man kann diese kleinen Muskelentspannungsübungen fast in jeder Lebenslage für bestimmte Regionen des Körpers machen, egal, ob man am Schreibtisch sitzt oder in der Straßenbahn, im Bus oder im eigenen Auto fährt.

Andere körperliche Ursachen und Behandlungsmöglichkeiten

Viele meiner Patienten machen diese Übungen sogar im Auto vor der roten Ampel. Sie wird von ihnen nur »Die Rote-Ampel-Übung« genannt. Sie rollen die Schultern nach vorne und nach hinten, spannen die Schultern etwas an, lassen wieder los und horchen der Entspannung nach. Sie entspannen dadurch nicht nur gewisse Muskeln und Muskelgruppen, sondern bauen sich dadurch auch keinen Streß und dadurch keine weiteren Spannungen durch das ungeduldige Warten vor der Ampel auf. Ehe sie sich versehen, schaltet nämlich die Ampel wieder auf Grün und die Fahrt kann weitergehen.

Ich empfehle allen meinen Patienten mit Kopfschmerzen und Migräne, aber auch allen Wirbelsäulenpatienten, diese Übung an jeder roten Ampel durchzuführen. Patienten erzählten mir, daß sie schon einige andere Patienten von mir an der Ampel an dieser Übung erkannt haben, wenn man nebeneinander stand und auf »Grün« wartete.

Auch abends oder nachts, wenn man schlaflos im Bett liegt, sind diese Entspannungsübungen äußerst hilfreich und bewirken sogar, daß man besser einschlafen kann.

Wenn man diese Übungen nach einiger Zeit richtig beherrscht, sollte man sie noch mit der richtigen Atmung kombinieren (Siehe: Atemübungen), dann werden Kopfschmerzen oder auch eine Migräne bald der Vergangenheit angehören. Voraussetzung hierfür sind:

- Ständig ausreichende Versorgung des Körpers mit Flüssigkeit zur Entgiftung und Ausscheidung.
- Reichlich Zeit für diese Übungen. Man kann die Übungen nicht so »ganz nebenbei machen«, sondern man muß sie so machen, daß man bei der Anspannung und der Entspannung auch mit seinen Gedanken im Arm oder im Bein ist und nicht mit den *Gedanken* bei der nächsten Konferenz, beim neuen Auto oder beim nächsten Essen.
- Abbau der starken und nebenwirkungsreichen Medikamente in der Übergangszeit und Ersetzen durch naturheilkundliche und hildegardische Medikamente.

Manchmal muß man als Therapeut anfangs schon ein Schmerzmittel akzeptieren, damit der Patient aus der augenblicklichen Situation herauskommt oder um erst die Spitze der Schmerzen zu brechen. Aber dies sollte natürlich auf keinen Fall ein Dauerzustand werden, sondern die große Ausnahme zu Beginn einer Intensivtherapie sein. Später sollte das Schmerzmittel nicht mehr genommen werden.

Es gibt auch Schmerzmittel der Hildegard-Heilkunde, die zwar nicht so radikal wirken wie starke, chemische Mittel, aber zumindest die Spitze der Schmerzen wegnehmen, damit »man wieder einmal einen klaren Gedanken fassen kann«, wie es ein Patient einmal so treffend ausdrückte.

Wenn Sie die »normalen« Schmerzmittel nicht mehr brauchen, sollten Sie später auch von den naturheilkundlichen und hildegardischen Mitteln langsam wegkommen, um irgendwann in der Zukunft völlig ohne Medikamente schmerzfrei Ihr Leben genießen zu können.

Die Mittel der Hildegard-Heilkunde sind u. a. das Hirschzungenpulver, die Veilchensalbe und die Wegerichblätterpackung usw. (Siehe: Erste Hilfe und Hildegard-Therapien).

Wenn man als Kopfschmerz- oder Migränepatient versucht sich mit dem Schmerz zu arrangieren, wenn man ihn annimmt und und dann versucht ihn wegzuatmen, entkrampft man schon ganz anders und bekommt ihn dann mit einfacheren Mitteln zusammen mit der richtigen Atmung auch schneller weg. Die vorher beschriebenen Entspannungsübungen zusammen mit den Atemtechniken wirken nicht nur bei Kopfschmerzen oder Migräne, sondern auch bei allen anderen Schmerzen.

Nachwort

Aus der Menge der Therapien muß der geplagte Patient die für *ihn persönlich* am geeignetste Therapie aussuchen und damit versuchen, sich selbst und seine Beschwerden in den Griff zu bekommen. Das geht nicht von heute auf morgen; es braucht seine Zeit. Schließlich sind chronische Kopfschmerzen und Migräne immer ein sicheres Zeichen dafür, daß wahrscheinlich über Jahre hinweg irgendetwas verkehrt gemacht wurde.

Erst muß man sich als Patient ganz ehrlich versuchen zu erkennen. Dann kommt die »*Reue*«, wie es bei der heiligen Hildegard von Bingen heißt, also die Umkehr, daß man die Lebensbereiche, die man bisher verkehrt gemacht hat, ab jetzt anders – sprich *richtig* – macht. Das ist nicht ganz so einfach. Da muß man öfters sein »Ego« etwas in den Hintergrund rücken und über seinen eigenen Schatten springen.

Hinzu kommt die Geduld, die »Patientia«, die uns die heilige Hildegard als eine der großen und heilsamen Tugenden vorstellt. Aus diesem Wort »Patientia« ist unser deutsches Wort »Patient« entstanden, was soviel heißt wie »geduldiger Mensch«. Das müssen Sie wirklich sein, wenn Sie Ihre chronischen Kopfschmerzen oder Ihre Migräne wieder in Ordnung bekommen wollen. Auch sollte man als Patient für jeden kleinen Fortschritt im Zuge der Besserung seinem Schöpfer dankbar sein, dann bringt man auch weiterhin die Geduld auf zu warten und an sich selbst zu arbeiten.

Gesundheit ist etwas, was wir nicht als Selbstverständlichkeit anschauen dürfen, sondern etwas, um das wir täglich bitten und für das wir auch täglich etwas tun müssen, um sie zu erhalten, meint die heilige Hildegard von Bingen.

Viele Therapeuten können Ihnen auf diesem Weg zur Gesundheit helfen, den Weg zeigen, wie *Sie* es anders und richtiger machen sollen und können. *Gehen* müssen Sie aber diesen Weg alleine. Da kann Ihnen kein noch so guter Therapeut helfen. Er kann Sie diesen Weg auch nicht tragen.

Also nehmen Sie Ihre Sache selbst in die Hand. Machen Sie sich auf und gehen Sie den ersten Schritt, denn ein altes chinesisches Sprichwort sagt:

»Eine Reise von 10.000 Meilen beginnt mit dem ersten Schritt!«

Ich wünsche Ihnen zu diesem und den weiteren Schritten viel Mut und viel Erfolg.

Anhang

Quellenverzeichnis

Hildegard von Bingen:Heilmittel; Ursachen und Behandlungen der Krankheiten; Scivias – Wisse die Wege; Liber vitae meritorum – Das Buch der Lebensverdienste

Literatur

Bischko, Johannes: Einführung in die Akupunktur
Braun, Hans: Arzneipflanzen-Lexikon
Hertzka, Gottfried: Kleine Hildegard-Apotheke; So heilt Gott; Das Wunder der Hildegard-Medizin
Hertzka/Strehlow: Große Hildegard-Apotheke; Küchengeheimnisse der Hildegard-Medizin
Horny, Jan: Kleines Differential Diagnostisches Kompendium
Madaus: Lehrbuch der biologischen Heilmittel
Marquardt, Hanne: Praktisches Lehrbuch der Reflexzonen-Therapie am Fuß
Pschyrembel, Klinisches Wörterbuch
Pukownik Peter: Hl. Hildegard – Heilfasten; Hl. Hildegard – Rheuma ganzheitlich behandeln; Hildegard – Almanach der Jahreszeiten; Der Hildegard Gesundheitsgarten; Blutegel-Therapie – Den Körper entgiften

Zeitschriften der drei Hildegard-Vereine:

1. »Hildegard-Heilkunde«, Mitteilungsblatt des »Förderkreises Hildegard von Bingen e.V.«, Nestgasse 2, 78464 Konstanz,
Tel. 07531 / 3 14 87
2. »Hildegard-Zeitschrift«, Mitteilungsblatt der »Internationalen Gesellschaft Hildegard von Bingen«, CH-6390 Engelberg
Hildegard-Drogerie AG, Aeschenvorstadt 24, Postfach 164
CH-4010 Basel, Tel. 0041 / 61 / 2 722 479
3. »St. Hildegard-Kurier«, Mitteilungsblatt des »Bundes der Freunde Hildegards e. V.«
A-5084 Grossgmain bei Salzburg

Anhang

Adressen

Einige Bezugsadressen von Hildegard-Mitteln:

Deutschland: Geiselrieder Lädele, Rosenweg 2, 87616 Marktoberdorf-Geiselried,
Tel. 0 83 42/21 15
Jura-Naturheilmittel, Nestgasse 2, 78464 Konstanz,
Tel. 0 75 31/3 14 87
Max-Emanuel-Apotheke, Lydia Meinhold, Belgradstraße 21,
80796 München, Tel. 0 89/3 08 78 95
Schloß-Apotheke, 83229 Aschau/Chiemgau, Tel. 0 80 52/3 16
Zähringer Apotheke, Zähringerplatz 17, 78464 Konstanz,
Tel. 0 75 31/6 23 17

Österreich: Sankt Hildegard Posch Ges.m.b.H., Am Weinberg 23,
A-4880 St. Georgen, Tel. 0 76 67/3 61

Schweiz: Hildegard-Drogerie AG, Aeschenvorstadt 24
Postfach 164, CH-4010 Basel, Tel. 00 41/61/2 72 24 79

Koch & Cie, Walter Koch, (Dinkelprodukte), Handels- und Kunden-
mühle, CH-8272 Ermatingen, Tel. 00 41/72 64/16 66

Fastenkurse durch den Autor finden z. Z. jährlich je einmal in Würzburg im Medita-
tionshaus St. Benedikt, St. Benedikt-Straße 3, D-97072 Würzburg und in Mariastein bei
Basel/Schweiz statt. Anfragen wegen der Fastenkurs-Termine sind zu richten an die
Organisatoren dieser Kurse. In Würzburg an das Haus St. Benedikt und für den Kurs in
Mariastein an Hildegard-Drogerie AG, z. H. Herrn Werner Ness, Aeschenvorstadt 24,
Postfach 164, CH-4010 Basel.

Register

Abführmittel 79, 157, 160, 161
Abwehrreaktionen 22
Aderlaß 44, 62, 82, 83, 85
Aderlaß-Tabelle 86
Akelei 23, 82, 86, 87
Aktivität, körperliche 76
Akupunktur 171
Alkohol 18, 43, 46, 50, 51, 57, 61, 82, 136, 171, 173
Alkoholgenuß 49
Allergie 44, 49, 50, 87, 109, 122
Allgemeine Infekte 23
Aloe 23, 82, 87, 100
Aloepulver 100
Alzheimer-Krankheit 97
Amalgam 36, 43, 44, 154, 155
Andorn 116
Angst 30, 40
Anspannung 174, 175, 176
Antibiotika 25, 41, 71, 143
Apfel 90
Apfelbaum 82, 88
Apfelknospenöl 32, 89
Ärger 48, 70, 80
Arteriosklerose 95
Arthrose 151
Aspirin 172
Atemgymnastik 161
Atemstörungen 34
Atem-Therapie 161, 166
Atemübungen 162
Augen 15, 25
Augeneinschwellung 135
Augeninnendruck 25, 26
Augenprothese 33
Ausspannen 17
Autogenes Training 132

Bandscheibenvorfall 20
Bärwurzpulver 91
Basedow'sche Erkrankung 33
Basistherapie 40
Bauchatmung 163, 164
Bauchspeicheldrüse 29, 42, 57
Bauchspeicheldrüsen-Migräne 139
Bauchspeicheldrüsen-schmerzen 43
Beckenschiefstand 35, 40, 151, 152, 153
Beichte 30
Beichtgespräch 30
Belastungen, psychische 15, 30, 40, 50, 122
Benommenheit 34
Bertram 32, 41, 99
Bertrampulver 41
Beten 146
Bewegung 17, 28, 76

Bewußtlosigkeit 43
Bindegewebsmassage 150
Bing-Horton-Histamin-Kopf-schmerz 45
Birnbaum 82, 90
Birnhonig 91
Bischko 44
Bittersalz 157
Bläschenausschlag 87
Blase-2-Pulkt 56, 57
Blasenschwäche 52
Blasensteine 118
Blei 43
Blutdruck 23, 27, 54, 84
Blutdruck, hoher 27, 103, 119
Blutdruck, niedriger 27, 139
Blutdrucksenkung 55
Blutergüsse 19, 73
Blutgefäße 35
Blutungen 15, 19, 21, 117
Blutversorgung 16
Blutzucker 26
Blutzuckerabfall 28
Blutzuckerkontrolle 26
Brechreiz 22, 47
Brille 15, 25, 31, 34
Brillenhämatom 19
Bronchialbeschwerden 139
BSE 97
Buch der Lebensverdienste 167
Buchsbaum 23

Cervical-Bereich 26
Chiropraktik 26, 40, 62, 152, 153
Cluster-Headache-Kopf-schmerz 35, 45, 46
Colitis ulcerose 109
Commotio cerebri 37
Computer-Tomographie 20

Darmdrüsen 29
Demokrit 11
Depressionen 98, 139
Diabetiker 26
Dinkel 18, 136, 165, 173
Dinkelabkochung 22
Dinkelfeinmehl 98, 158
Dinkelflocken 19, 137
Dinkelgrieß 52
Dinkelgrießsuppe 52
Dinkelspelzen 93, 94
Dinkelspelzkissen 82, 93
Diptampulver 94
Discretio 18, 55, 128, 160, 166, 167, 171
Dostpulver 100
Drehschwindel 76
Drei-Erwärmer 51, 52, 58, 109
Drei-Spalten-Liste 61

Dreitagefieber 118
Drillingsnerven, paarige 31
Druckausgleich 35
Druckstellen 15, 31
Düngemittel 43
Dünndarm 29
Durchblutung 25, 138, 175
Durchblutungsstörung 25, 48, 58, 59, 60, 70, 71, 72, 111, 123, 161
Durchblutungsstörungs-Migräne 156
Durchfall 59, 76, 108

Edelkastanien 96
Edelkastanienmehl 98, 99
Edelkastanien-Sauna-Aufguß 96
Einstellung 31
Ekzesse 46
Elektroakupunktur 171
Elektrosmog 93, 94
Embolie 118
Energieausgleichstherapie 64
Engelsüßpulver 98
Entgiftung 19, 43, 107, 157
Entgiftungsorgane 44
Entkrampfung 25, 26
Entsäuerung 18, 136
Entschlackung 107
Entspannung 132, 174, 175, 176
Entspannungsübungen 46, 64, 174, 176
Entzündung 31, 110, 144
Erbrechen 11
Erbrechen 23, 24, 25, 34, 42, 48, 49, 57, 60, 62, 76, 115
Erdstrahlen 93
Erkrankung, fieberhafte 36
Erkrankung, psychische 139
Ernährungsstörungen 22
Erschöpfung 111
Erwärmer, dreifache 51
Essen, basisches 18
Eutonie 55

Farbstoffe 43
Fasten 173
Fastenkur 26, 54
Fastenkurs 18, 26, 54, 136
Fastensuppe 18
Fenchel 102, 116
Fencheltee 18, 136
Fett 46
Fieber 23, 24, 34, 110, 111, 143
Flachs 83, 104
Flimmer-Skotom 47
Flohsamen 104, 105, 141, 159, 161

Flüssigkeit 19, 28, 95
Flüssigkeitshaushalt 54, 61, 134
Flüssigkeitsmangel 27, 53
Flüssigkeitsverlust 47, 84
Flüssigkeitszufuhr 15, 28, 30, 45, 54, 60, 61, 120, 123, 134, 135, 159
Föhn 66, 106
Föhneinfluß 50
Föhn-Kopfschmerz 65
Frühsommer-Meningo-Enzephalitis 24, 25
Fußbad 28, 133, 144, 145

Galgant 46, 56, 66, 88, 99, 110, 122
Galgant-Aloe-Pulver 88, 100
Galgantpulver 91, 100, 112
Galgant-Tabletten 46, 99, 56
Galgantwein 99
Galle 29, 42
Gallenblase 56
Gallenblasenentzündung 142
Gallengrieß 142
Gallenkolik 151
Gallen-Kopfschmerz 56, 126
Gallen-Migräne 56, 102, 139
Gallensteine 56, 74, 118
Galleschmerzen 43
galletreibende Mittel 19
Gastritis 51, 95, 104
Gebet 64, 132
Gebratenes 46
Gedächtnislücke 20, 21
Geduld 178
Gefühlstörungen 76
Gehemmtheit 111
Gehirn 17
Gehirnblutung 20
Gehirnerschütterung 19, 20, 21, 36, 37
Gehirntumor 33
Geisteshaltung 157
Gelbsucht 88
Gelenkschmerzen 25
Gelsemium-Präparat 32
Gemüsesuppe 18
Genickstarre 24
Genitalbereich 139
Genußmittel 48
Geräusch-Überempfind-lichkeit 42, 48, 57, 60, 62
Gerste 101, 102
Gerstenbad 101
Geruchsstoffe 50
Gesichtsdusche 137
Gesichtsguß 137
Gesichtsrose 71
Gesichtsschmerz 45
Gespräche 46
Getränke, basische 18

Register

Gewürze 48, 128, 131
Gewürznelken 103
Gicht 97, 103, 116
Giftstoff 22
Giftzentrale 22
Glaubersalz 157
Glaukom 25
Glutaminsäuregehalt 51, 81
Gold 36, 154, 155
Goldlegierungen 36
Grüner Star 25
Grün-Kraft 13, 165
Gundelrebe 83, 103
Gürtelrose 87
Gymnastik 39

Halswirbelsäulen-Syndrom 35, 39, 60
Hanf 83, 104
Hauterkrankungen 115
Head, Dr. Henry 149
Head'sche Zonen 39, 119, 125, 149, 150, 151, 154
Head'scher Maximalpunkt 56
Heilerde 18, 19, 136, 137
Heilpflanzenöl
Hemikranie 48
Hepar sulfuricum 32
Herpesviren 71
Herzbeschwerden 98, 106
Herzentzündungen 98
Herzrhythmusstörungen 106
Herzschmerzen 95, 98, 99
Herzwein 26, 28, 35, 37, 38, 66, 83, 103, 105, 108, 118, 133, 158
Hildegard-Fastenkur 26
Hildegard-Heilkunde 23, 24, 32, 37, 41, 42, 66, 93, 96, 103, 110, 113, 118, 120, 123, 134, 135, 142, 157, 160, 171, 176, 177
Hildegard-Heilmittel 36
Hildegard-Krebstherapie 122
Hildegard-Lebensmittel 61
Hildegard-Therapie 38, 81
Hildegard-Würzheilkunde 131
Hippokrates 147
Hirnblutung 21, 27
Hirndruck 21, 37
Hirnhautentzündung 24
Hirschzunge 83, 107
Hirschzungenelixier 107
Hirschzungenpulver 134, 177
Histamine 50
Histamin-Kopfschmerz 45
Hitzegefühl 23
Hitzschlag 15, 34
H-Milch 82
Höhenunterschied 15, 35
Holzimprägnierungen 43
Homöopathie 41, 42
Honig 26, 28
Hörgeräte 15, 31

Hormonbuckel 123
Hühnerfett-Einreibungen 39
Husten 114
Hyperämie, reaktive 138
Hypertonie 27, 28, 72, 123, 124
Hyperventilation 166, 167
Hypo-Glykämie 26
Hypotonie 27, 28, 72

Infekte 15, 23
Infektionserkrankungen 35, 42
Infektionskrankheiten 23, 36, 72
Ingwer 158
Ingwerausleitungskekse 157
Inhalationen 41
Injektion 36
Iriswurzelpulver 112
Ischiasnerv 148

Kaffee 46, 51, 57, 82, 135
Kamille 41
Kamillensitzbad 140
Kater-Kopfschmerz 18, 49
Kephalodoron 37
Kieferprobleme 32
Klistier 158
Klistierball 159
Kniehebel 153
Kniehebel-Übungen 40
Knochenbrüche 36
Kohlumschläge 138
Kokain 43
Kolik 95
Konserven 82
Konservierungsmittel 43, 115
Konzentrationsstörungen 97, 111
Kopfbereich 37
Kopf-Kiefer-Nasen-Bereich 36
Kopfschmerz, akuter 14, 17
Kopfschmerz, chronischer 14, 15
Kopfschmerz-Auslöser 49
Kopfschmerzen-Tagebuch 142
Kopfschmerz-Fragebogen 75
Kopfschmerzmittel 13, 29
Kopfschmerzpunkt 131, 132
Kopfschmerztabletten 60
Kopftumore 33
Kopfverletzung 19
Kopfverletzung, äußere 35, 36
Kopfverletzung, innere 35, 37
Kornelkirsche 83, 109
Kosmetika 43
Krebsbestrahlung 121
Krebsoperation 121
Kreislauf 28, 29, 133
Kreislaufbeschwerden 106
Kreislaufkollaps 84

Kreislaufmittel 29
Kreislaufschwäche 48, 97
Kreislaufstabilisierung 35
Kreislaufstörungen 15, 25, 27, 48, 60, 74, 76
Kreuzkümmel 81
Küchengifte 81
Kuhne'sche Reibesitzbad 138

Lackstoffe 50
Lähmungserscheinungen 33, 76
Laster 13, 31, 157, 167, 168
Launenhaftigkeit 49
Leber 19, 42
Leber-Kopfschmerz 126
Leber-Migräne 139
Leberschmerzen 43
Leberwickel 139, 140
Leinsamen 83, 104, 159
Leinsamenwein 105
Leistungsdruck 30
Leistungsfähigkeit 98
Leistungsstörungen 22
Lethargie 12
Licht-Überempfindlichkeit 24, 42, 48, 57, 60, 62, 76
Lidödeme 135
Lösungsmittel 43
Luffa-Präparate 41
Lymphdrüsenschwellungen 87
Lymphsystem 41

Magen 42
Magensäfte 29
Magenschleimhautentzündung 95, 104
Magenschmerzen 43, 59
Majoran 116
Malaria 118
Mandelentzündungen 87
Mandeln 41, 83, 109
Mangeldurchblutung 111
Massage 40, 152, 163
Massagetechniken 64
Mauerpfefferpulver 91
Maximalpunkt 149, 151
Mayr, Franz Xaver 18
Medikamente 79
Meditation 46, 64, 132
Meditationstechniken 132
Medulla oblongata 27, 58
Meisterwurzwein 23, 83, 110
Meningitis 24
Menopause 123
Meridian 73
Migräne-Auslöser 49
Migräne-Tagebuch 142
Mikrowelle 69, 70, 80, 82
Minzen-Öle 41
Mittelohrentzündung 112
Mittelohrvereiterungen 87
Morbus Crohn 109
Morphium 43

MUFS 66
Multiple Sklerose 32
Muskatnuß 83, 111
Muskatnußpulver 112
Muskelverhärtung 148
Mutterkümmel 81
Myogelosen 39, 148

Nacken 30, 42
Nackenbereich 35, 37
Nackenschmerzen 34
Nackensteife 24
Nahrungsmittel 48, 81, 130
Nahrungsumstellung 67
Narben 35, 37, 39
Narbenschmerzen 38, 106
Narbenstörungen 35, 39
Narkose 36, 43
Nasenschleimhaut 41
Natron 18, 19, 137
Nebenhöhlen 32, 41
Nebenhöhlenbelastung 35, 40
Nebenhöhlenentzündungen 32
Nebenhöhlenprobleme 32
Nebenhöhlenreizungen 32
Neonlicht 80
Nervenberuhigungsmittel 32
Nervenkekse 111
Nervenreizungen 15, 31
Nervenschmerzen, neuralgische 21
Nervensystem, sympathisches 46
Nervensystem, vegetatives 46
Nervenwurzelreizung 148, 152
Nervus mandibularis 31
Nervus maxillaris 31
Nervus ophthalmicus 31
Nervus Sympathicus 46
Neuralgie 25, 94
Neural-Therapie 36, 38, 39
Nieren 29, 42
Nierenblasenerkrankung 139
Nieren-Kopfschmerz 43, 53, 94, 103, 120, 123, 126, 140, 143, 144
Nieren-Migräne 53, 54, 94, 122, 123, 126, 143, 144, 156
Nierenschwäche 106
Nierensteine 94, 118, 140
Nierensteinverschluß 140
Nikotin 18, 43, 49, 136, 173

Oberbauchwickel 139, 140
Oberlidödem 136
Ohnmacht 16, 166, 167
Ohrensausen 103, 128
Ohrenschmerzen 112
Öle, ätherische 17
Öl-Kur 56, 141, 142
Operationen 36, 118

183

Anhang

Operationsvorbereitung 117
Ordnungstherapie 148
Organstörungen 39
Organuhr 72, 73
Organuhr-Tabelle 73

Pankreas 57
Parasymphaticus 171
Parfüme 50
Periode 58, 59, 60, 63
Perioden-Tee 59
Petersilie 105
Petersilien-Honig-Wein 26, 38, 105, 133
Pfeffer 122
Pfefferminze 59
Pfirsichblätterpulver 100
Phenylathylanin 50
Polypen 41
Psyche 25, 101, 124, 163
Psychiater 30
Psychologen 30
Pupillen 20, 21
Purgation 156

Quarkwickel 24
Quecksilber 43
Quecksilberionen 44
Quendel 99

Rainfarn 83, 113
Rainfarntinktur 113, 114
Rainfarnwein 113
Rauchen 46
Reaktionskopfschmerz 132
Rebtropfen, ölige 32, 36, 37, 83, 112, 124
Reflexzonen-Therapie 41, 62, 142, 143
Reistag 143
Reue 31, 167, 171, 178
Rheuma 97, 116
Ringelblumen 22, 83, 114
Ringelblumensalbe 31, 115
Ringelblumen-Umschläge 44, 115
Ringelblumenwein 44, 115
Roemheld-Syndrom 74
Rohkost 130
Röntgenuntersuchung 20
Rosenöl 89, 112
Rote-Ampel-Übung 176
Rotlichtbestrahlung 133
Rotlichtlampe 124
Rotwein 58, 67
Rückenbeschwerden 123
Rückenschmerzen 122

Salbei 83, 116
Sauerstoff 16, 17, 28
Sauerstoffmangel 15, 16, 18, 48, 70, 108, 161
Sauerstoffmangel-Kopfschmerz 16
Sauerstoff-Mehrschritt-Therapie 18
Sauerstofftherapie 17

Sauerstoffunterversorgung 58
Sauerstoffversorgung 27
Sauerstoffzufuhr 17
Sauna 97, 174
Saunaaufguß 96
Säure-Base-Haushalt 45
Säure-Basen-Verhältnis 50
Schädelbasisbruch 19
Schädelbruch 19
Schädeldach-Kopfschmerz 59
Schädel-Hirn-Trauma 19, 21
Schädel-Hirn-Verletzung 36
Schädelverletzungen, innere 37
Schafgarbe 21, 23, 32, 83, 117
Schilddrüsenüberfunktion 61, 95
Schläfen-Kopfschmerz 59, 123
Schlaflosigkeit 106, 139
Schlaganfall 111
Schleimhaut 29, 58
Schleimhautblutungen 44
Schleimhaut-Regie 144
Schleimhautreizungen 41
Schleudertrauma 20
Schmerzmittel 12, 32, 45, 108, 165, 171, 172, 173, 176
Schmerztablette 49
Schmerztherapie 151
Schnupfen 41, 114
Schröpfen 40, 44, 62, 83, 119
Schwindel 34, 60, 76, 99
Schwitzen 76
Seele 30, 89, 167
Sehstörungen 49, 76
Sekunden-Phänomen 38
Selbstbeobachtung 69
Serotamine 50
short-leg-Syndrom 152
Singen 46, 64
Sodbrennen 75
Sonnenstich 15, 34
Spannungsfeld 63
Spannungs-Kopfschmerz 63, 122, 145, 175
Spannungsmigräne 63
Spaziergehen 17
Speichel 29
Spitzwegerich 159
Spitzwegerichwurzelpulver 112
Sprachstörungen 76
Spritzmittel 43
St. Johannser Wildkräuteröl 17
Stauballergie 93
Stirn-Kopfschmerz 59, 121
Stirn-Schläfen-Gebiet 45
Stoffwechsel 23
Streß 30, 46, 48, 49, 50, 55, 70, 80, 162

Stuhlgang 29, 79
Subluxation 148
Subtilität 18, 130
Sulfur-Präparat 42
Supraorbitalpunkt 56, 57
Süßholz 122, 158
Süßholzpulver 91, 98
Symphaticus 171

Tabletten 13
Tablettensucht 173
Tachykardien 106
Tannensalbe 36, 83, 120
Tanzen 64
Taubheitsgefühl 76
Tee 29, 82
Temperaturerhöhung 23
Termindruck 80, 162
Therapeuten 31
Thrombose 117, 118
Thyramin 50
Tic douloureux 32
Tinnitus 128
Tränenfluß 45
Traubenzucker 26, 28
Trigeminus 71
Trigeminus-Kopfschmerz 71
Trigeminus-Neuralgie 31, 32, 33, 45, 46, 112
Tugenden 13, 31, 157, 167, 168
Tumor 15, 33

Übelkeit 21, 23, 24, 34, 42, 47, 48, 57, 60, 62, 76
Überarbeitung 17
Überfunktion der Schilddrüse 26
Übersäuerung 19, 58, 75, 137
Umschläge 44
Unterleibsorgane 42
Unterlidödem 136
Unterversorgung 17
Unterzucker 15, 26, 133
Urogenitalbereich 139
Ursachenforschung 11
Urschrei-Therapie 64

Vater'sche Papille 140
Vegetarier 67
Veilchen 83, 120
Veilchensalbe 31, 36, 38, 39, 121, 177
Verätzungen 22
Verdauung 164
Verdauungssaft 29
Verdauungsstörungen 118
Verdauungstrakt 139
Vergiftungen 15, 22, 35, 36, 43, 107, 115
Vergiftungs-Kopfschmerz 43
Verkrampfung 40
Verletzungen, äußere 15, 19
Verletzungen, innere 117, 217
Verstopfung 59, 156, 157

Viriditas 165
Virusinfektion 72
Vogler, Dr. Paul 144
Vogler'scher Gallenpunkt 56
Vogler'scher Pankreaspunkt 57
Voll, Dr. 49, 171
Vollnarkose 36, 43

Wadenwickel 24
Wärmestau 34
Wärmflasche 144, 145, 158
Wasser 29
Wasserlinsenelixier 42, 83, 122
Wassermangel-Kopfschmerz 53
Wechseljahre 123
Wegerichblätterpackung 83, 122, 177
Weinessig 95, 106
Weinraute 83, 123
Weinrautensalbe 123
Weinrebentee 83, 124
Weizenpackung 26, 40, 83, 125, 153
Wermut 83, 126, 127
Wermutfrühjahrskur 126
Wetter 70, 80
Wetterfühligkeit 63, 65
Wetterwechsel 49, 65
Wetterwechseleinfluß 50
Wirbelsäule 26, 40, 147, 148, 149
Wirbelsäulengymnastik 40, 62, 63, 153
Wirbelsäulentherapie 148
Wirbelsäulenverkrümmung 35, 40
Wirbelsäulenverletzung 20
Wirbelsäulenverschiebung 15, 34
Witterungseinflüsse 63
Witwenbuckel 71, 123
Wunden 117

Yang 171
Yang-Meridiane 51
Yin 171
Yin-Meridiane 51
Yoga-Atmung 165
Yogaübungen 64

Zähne 36, 153, 154, 155
Zahnheilkunde 154
Zahnprobleme 32
Zahnvereiterungen 87
Zecken 24
Zeckenbisse 24
Zeitdruck 80, 162
Zitronenmelisse 59
Zitwer 83, 127, 158
Zwergholder 83, 128
Zwillingsnerv, dreifacher 31
Zwischenwirbelloch 148
Zwölffingerdarm 29